DU TRAITEMENT CHIRURGICAL

ET DE

SES RÉSULTATS ÉLOIGNÉS

DANS LA

MALADIE DE LITTLE

PAR

Le Dr Methody POPOFF

LYON

A. REY, IMPRIMEUR-ÉDITEUR DE L'UNIVERSITÉ

4, RUE GENTIL, 4

—

1899

DU TRAITEMENT CHIRURGICAL

ET DE

SES RÉSULTATS ÉLOIGNÉS

DANS LA

MALADIE DE LITTLE

DU TRAITEMENT CHIRURGICAL

ET DE

SES RÉSULTATS ÉLOIGNÉS

DANS LA

MALADIE DE LITTLE

PAR

Le Dᵣ Methody POPOFF

LYON

A. REY, IMPRIMEUR-ÉDITEUR DE L'UNIVERSITÉ

4, RUE GENTIL, 4

1899

Pendant que nous suivions la clinique de M. le professeur Ollier, nous avons eu l'occasion de voir un beau cas de maladie de Little, auquel il a pratiqué le traitement chirurgical ; et, sous la haute inspiration de ce Maître éminent, nous nous sommes chargé d'étudier cette opération et ses résultats et d'en faire le sujet de notre thèse.

Nous tenons tout d'abord à exprimer nos sentiments de profonde gratitude envers M. le professeur Ollier, non seulement pour le très grand honneur qu'il nous fait en acceptant la présidence de notre thèse, mais aussi pour l'affabilité avec laquelle il nous a toujours accueilli.

Nous emportons de M. Gayet, chef de clinique de M. le professeur Ollier, qui nous a encouragé et dirigé au début de notre travail, le meilleur souvenir joint à une grande admiration.

M. le professeur agrégé Nové-Josserand nous a reçu avec la plus grande bienveillance ; nous le remercions profondément de ses conseils et des observations qu'il a bien voulu nous communiquer.

Remercions en terminant MM. les professeurs agrégés Rochet et Vallas de l'empressement avec lequel ils ont bien voulu se mettre à notre disposition pour constituer notre jury ; et tous nos maîtres de la Faculté et des hôpitaux, envers lesquels nous avons contracté une dette d'éternelle reconnaissance.

INTRODUCTION

Il y a peu d'années, on ne parlait pas d'intervention chirurgicale dans la maladie de Little ; c'est parce qu'on ne connaissait pas cette maladie comme un état morbide bien défini ; et ce n'est que depuis une trentaine d'années seulement qu'on a commencé à s'occuper d'une manière systématique des signes que présente cette affect'on et de son traitement chirurgical. Longtemps avant cette époque on a pratiqué des t'notomies, des myotomies, à des malades atteints de pieds bots avec contractures, qui présentaient en même temps des troubles intellectuels. Il s'agissait probablement dans plusieurs de ces cas d'une maladie de Little, que les anciens chirurgiens ne connaissaient pas encore.

M. Déjerine [1] dit que l'intervention ne donne jamais de bons résultats, de même MM. D'Espine et Picot [2] sont partisans de la non-intervention ; de cette catégorie d'auteurs sont encore MM. Le Gendre et Broca [3].

---

[1] Déjerine, *Rev. des mal. de l'enfance*, 1892.

[2] D'Espine et Picot, *Manuel pratique des maladies de l'enfance*, 3ᵉ édition.

[3] MM. Le Gendre et Broca, *Tr. de thérap. médico-chir.*, p. 572.

Mais, c'est depuis quelques années seulement qu'on commence à s'occuper sérieusement de la question.

Après les travaux de M. La Bonnardière,[1] inspirés par M. Vincent, chirurgien à la Charité de Lyon, très concluants surtout au point de vue du manuel opératoire et des résultats éloignés, ceux de MM. Rerard et Paul Bezançon (de Paris), de M. Lebrun (de Namur) en France, et à l'étranger ceux de M. Lorenz, de Vienne, travaux que nous avons analysés soigneusement, observations en mains nous sommes arrivé à conclure qu'il faut intervenir dans presque tous les cas de maladie de Little, présentant des déformations aux membres inférieurs.

Nous nous proposons dans ce travail de ne nous occuper que de la maladie de Little type, en laissant de côté tous les autres états spasmodiques de l'enfance, qui sont, en somme, assez nombreux. Déjà la maladie de Little est une entité morbide qui n'est pas comprise de la même manière par les différents auteurs; nous tâcherons de systématiser toutes ces discussions et d'en faire une maladie à part.

Nous consacrons notre premier chapitre à la description de la maladie, que nous jugeons absolument indispensable pour la clarté de cet ouvrage, et nous aurons en vue de discuter quelques notions étiologiques qui ont une très grande importance au point de vue du traitement.

Le traitement chirurgical, les indications, le manuel opératoire et les différents appareils orthopédiques occuperont notre second chapitre, qui sera un des plus intéressants et constituera la partie la plus importante de notre thèse.

[1] La Bonnardière ; *Revue d'Orthopédie*, 1896.

Dans notre troisième chapitre, nous ferons une étude sur les résultats éloignés autant que nous avons pu en avoir sur nos vingt-six observations.

Dans notre quatrième chapitre, nous aurons à exposer toutes nos observations.

Notre dernière observation, qui nous a été communiquée par M. le professeur Ollier, est très intéressante par ce fait qu'elle est caractérisée par des ankyloses multiples et de légères contractures. La discussion sur la nature de cette affection bizarre et son traitement occuperont notre dernier chapitre.

DU TRAITEMENT CHIRURGICAL
ET DE SES RÉSULTATS ÉLOIGNÉS

DANS LA

MALADIE DE LITTLE

CHAPITRE PREMIER

§ 1. — Historique.

Les paralysies spasmodiques de l'enfance n'avaient probablement point passé inaperçues des anciens auteurs et, en fouillant la littérature médicale, on trouvait çà et là quelques mots les signalant. Andry en parlait déjà et les signalait comme datant soit de l'accouchement, soit de peu après l'accouchement. En ce siècle, Pinel a relaté quelques observations où l'on a vu de la sclérose cérébrale. Delpech, dans son *Traité de l'Orthomorphie*, rapporte l'histoire d'une idiote, atteinte de mycrocéphalie, qui présenta des symptômes spasmodiques très accusés.

Ces derniers faits ne sont point du même genre que ceux que visait Little dans sa communication à la Société obstétricale de Londres :

On the influence of obnorma parturition, difficult

labour, premature birthand asphyxia neonatorum on the mental and physical condition of the child especially in relation to deformities.

Le mémoire de Little parut en 1862 dans les : *Transactions of the Obstetric. Soc. of London,* mais dans un travail antérieur : *Deformities of the human frame,* datant de 1853, Little avait déjà signalé la rigidité spasmodique des nouveau-nés. C'est bien dans ce mémoire que l'on trouve pour la première fois reliés, coordonnés, certains faits dont, jusqu'alors, on n'avait pas aperçu le lien. Little, qui était chirurgien accoucheur de par sa profession, avait été à même d'observer beaucoup de paralysies spasmodiques congénitales. Son tort fut de rattacher trop exclusivement leur étiologie à un accouchement prématuré ou laborieux, de confondre dans sa description des faits dissemblables.

Mais les principaux caractères cliniques ne lui avaient point échappé; il avait noté les troubles plus accusés du côté des membres inférieurs et leur tendance à la rémission spontanée.

Pour Little, deux formes : l'une spinale, l'autre cérébro-spinale, peuvent être distinguées. Il est intéressant de constater, que Little admettait que l'intelligence était touchée dans beaucoup de cas, et il l'indiquait comme ses prédécesseurs Baume, Billard, Brachet en France et Joerg en Angleterre.

En réalité, ce n'est guère qu'après ces travaux qu'on s'occupa sérieusement de la question.

Strohmeier et Busch en Allemagne, Adams en Angleterre, confirment en partie les données de Little. Mais Strohmeier, est obligé d'invoquer une étiologie banale dans un grand nombre de cas où il n'avait point rencontré les causes indiquées par Litlle.

Adams nie la fréquence des troubles intellectuels dans les contractures congénitales. Strohmeier insiste à nouveau sur le caractère spontanément régressif que peut présenter l'affection et, quoique chirurgien, n'est point partisan des interventions hâtives.

Pendant quelques années, aucun travail important ne paraît sur le sujet. Les chirurgiens s'occupent seuls de remédier par des opérations sanglantes aux déformations observées et les travaux de Little et de ses successeurs sont presque oubliés, lorsque Charcot[1] en France, et Erb[2] en Allemagne, en 1875, décrivent simultanément le tabes dorsal spasmodique, selon le nom donné par le neurologiste français à la nouvelle maladie, la paralysie spinale spastique de l'auteur allemand. Pour tous deux, il s'agit d'une sclérose primitive des cordons latéraux de la moelle, dont la caractéristique clinique est l'exagération des réflexes, la contracture spasmodique des membres inférieurs principalement, et l'absence de trouble de la sensibilité. Quelques auteurs firent remarquer que l'affection rencontrée d'abord chez les adultes, se montrait aussi chez les enfants : Seeligmüller, d'Espine et Picot, d'Heilly et d'autres auteurs furent de ce nombre.

L'entité pathologique du tabes spasmodique ne fut d'abord pas contestée chez les adultes, mais bientôt les autopsies vinrent montrer l'erreur commise. Dans ces cas,

[1] Charcot, *Leçons sur les maladies du système nerveux*, t. V, p. 315. — *Tr. de méd.*, t. VI.

[2] A. Schule, *Deutsche Zeitschr. f. Nervenheild*, inspiré par Erb.

on a rencontré des lésions de la sclérose en plaques et plusieurs fois encore il s'agissait non d'une sclérose primitive, mais d'une dégénérescence secondaire à un foyer de destruction situé plus haut dans le névraxe, soit dans le cerveau, soit dans la moelle.

Raymond[1], dans ses *Leçons sur les maladies nerveuses*, professées à l'hôpital Lariboisière, ne contribua pas à montrer que, dans les cas observés, il s'agissait soit de sclérose latérale amyotrophique, soit de myélite en foyer, soit de sclérose descendante des cordons pyramidaux, soit de sclérose en plaques, et que le tabes dorsal spasmodique (mal. de Little) n'était qu'un symptôme se rencontrant dans ces diverses affections.

Marie[2], reprenant la question, développa cette idée, qu'il fallait réserver la dénomination de tabes dorsal spasmodique à la rigidité des quatre membres présentée par certains enfants et en fit le synonyme de *maladie de Little*, nom qu'il donna le premier en France à l'ensemble de symptômes observés par l'accoucheur anglais. Il en faisait en même temps, non une lésion purement spinale, mais un trouble dans l'évolution du système cérébro-spinal. La dénomination de tabes dorsal spasmodique est mauvaise en raison de la tendance de cette affection à la guérison. Dans cette dernière période contemporaine ont paru les travaux de Marie sur l'hémiplégie spasmodique infantile; de Brissaud[3], sur la maladie de Little; le travail d'Andry sur l'athétose et les chorées chroniques de

---

[1] Raymond, *Prog. méd.*, 1894. — *Sem. méd.*, 1897.
[2] Marie, *Leçons sur les maladies de la moelle*, 1892.
[3] Brissaud, *Sem. méd.*, 1894.

l'enfance ; la thèse de Richardière ; les recherches ana-
tomo-pathologiques de Déjerine.

Tous ces travaux sont venus éclairer un peu la question
et ils se trouvent bien analysés dans la revue critique de
Lannois publiée en 1893, dans la *Revue de médecine.*
Cependant, en Allemagne, on revenait à l'étiologie de
Little et, comme lui, Seeligmüller, Föster, Rupprecht[1],
Naef (thèse de Zurich) admettaient les deux formes céré-
bro-spinale et spinale.

Au contraire, Rosse en Angleterre, Volters dans sa
thèse, Feer, Rosenthal[2], dont la thèse soutenue à Lyon
est cependant un travail de l'école allemande, résumant les
idées du professeur Freud sur la question, étaient d'avis
qu'une lésion cérébrale pouvait seule expliquer les cas de
rigidité infantile. Rosenthal intitulait sa thèse : *Des diplégies cérébrales de l'enfance,* et étudiant simultanément
les cas d'hémiplégie spasmodique infantile, de paraplégie
spasmodique, de contracture généralisée, de chorée congénitale, d'athétose double, montrait qu'il y avait toute
une série de transitions entre des affections réputées différentes et qui, en somme, toutes, devaient relever d'un même
processus ou tout au moins de processus fort analogues.

C'est la même idée qui fait le fond de la thèse d'Harte-
mann soutenue à Nancy. Le reproche qu'on peut faire à
tous ces travaux, c'est, semble-t-il, une certaine confusion
dans la terminologie, confusion qui existe aussi dans la

---

[1] Rupprecht, *Volkmanns Sammlung klinischer Vorträge,*
1881. Ueber angeborene Gliedstarre.

[2] Rosenthal, *Des diplégies cérébrales infantiles* (th. de Lyon,
1892).

clinique. Brissaud[1] réagit contre cette tendance à englober dans un même groupe toutes ces paralysies spasmodiques congénitales ; il croit qu'il faut distinguer dans les diplégies cérébrales de l'enfance différentes formes. Il s'élève avec toute son autorité contre ceux qui veulent rayer la *maladie de Little* du cadre nosologique. Mais nous verrons qu'il décrit sous ce nom tout autre chose que ce qu'avait vu Little. Il maintient une cause étiologique indiquée par Little : l'accouchement prématuré ; et combat les idées émises par Fournier sur le rôle de la syphilis dans la genèse de cette affection.

Il y a quatre ans environ, en effet, Fournier et Gilles de la Tourette[2] publiaient dans la nouvelle iconographie de la Salpêtrière plusieurs cas où l'origine hérédo-syphilitique semblait évidente.

Les recherches actuelles se portent moins du côté de la clinique où le tableau semble bien complet, que vers l'anatomie pathologique qui, seule, pourra peut-être donner l'explication des phénomènes observés et fixer la physiologie pathologique. Dans ces derniers temps, Déjerine[3] rapportait à la Société de biologie les résultats de deux autopsies intéressantes qui contribuent à mettre un peu de jour dans cette question si complexe et si discutée des paralysies spasmodiques.

Dans cette rapide esquisse historique, nous n'avons point la prétention d'avoir cité tous les noms ; nous avons seule-

[1] Brissaud, *Semaine médicale*, 1804, Clinique de la Salpêtrière.

[2] Fournier et Gilles de la Tourette. *Nouv. icon. de la Salpêtrière*, 1895, n° 1.

[3] Déjerine, Séance de la Société de biologie, 13 février 1897.

ment marqué les étapes principales. Nous nous proposons dans ce travail d'étudier la maladie de Little, comme elle est décrite par Little et Brissaud.

§ 2. — Symptomatologie.

En lisant attentivement le mémoire de Little, il nous a semblé que cet auteur n'avait pas eu la prétention de décrire une entité morbide. Il voulait insister surtout, paraît-il, sur les troubles causés par l'accouchement difficile du côté du système nerveux. Accessoirement, il rapporte des faits d'accouchement prématuré dont il a été le témoin et à la suite desquels il a eu l'occasion d'observer une rigidité spasmodique généralisée. Mais nous le voyons aussi citer des cas d'hémiplégie ou de monoplégie spasmodique et même de torticolis congénital, parfois accompagnés de troubles de l'intelligence plus ou moins prononcés pouvant aller jusqu'à l'idiotie complète.

Dans beaucoup de cas, pour Little, ces faits s'expliquent par des hémorragies se produisant dans les centres nerveux; mais il peut y avoir une autre cause : méningite chronique, méningo-myélite. Les premiers mots de Little, dans son mémoire, sont pour rappeler que les mêmes maladies peuvent frapper l'individu dans le sein de sa mère et dans la vie extra-utérine.

Little étudiait d'abord les phénomènes dont il avait été témoin beaucoup plus en accoucheur qu'en neurologiste; il ne se préoccupait guère de les grouper au point de vue de la marche, mais plutôt au point de vue de l'étiologie.

Cependant, il considérait évidemment comme la forme

clinique la plus parfaite des troubles qu'il décrivait, celle où le jeune malade est frappé dans ses quatre membres en même temps que dans son intelligence, cette dernière pourtant n'étant jamais assez atteinte, dit-il, pour exclure l'individu de la famille ou de la société.

Or, dans les observations rapportées, il est des faits fort dissemblables ; mais nous croyons qu'il y a lieu de distinguer un type qui constitue à lui seul une entité morbide.

L'ensemble des symptômes de ce type peut se rencontrer dans plusieurs états spasmodiques congénitaux. Mais sa caractéristique anatomique, son étiologie, diffèrent essentiellement de ce que pensait Little.

Brissaud[1] décrit sous le nom de *maladie de Little*, une rigidité spasmodique généralisée avec absence des troubles intellectuels et tendance marquée et progressive à l'amélioration. Voici la définition qu'il en donnait dans une de ses leçons cliniques : « Paralysie spasmodique et congénitale des membres, plus prononcée aux membres inférieurs, appartenant en propre aux enfants nés avant terme, caractérisée par l'état spasmodique plus que par la paralysie, ne se compliquant ni de phénomènes convulsifs, ni de troubles intellectuels très marqués, et susceptible, sinon d'une guérison complète, du moins d'une amélioration progressive. »

Nous sommes complètement d'accord avec Brissaud sur l'existence du type dont nous venons de donner la définition ; nous croyons cependant qu'il arrive très souvent que la rigidité atteint seulement les membres inférieurs. Nous donnons le nom de *maladie de Little* à ce type en agran-

---

[1] Brissaud, *Sem. méd.*, 1894.

dissant seulement l'étiologie, c'est-à-dire en ajoutant à l'accouchement laborieux de Little, la naissance prématurée, plus l'hérédo syphilis dans certains cas : nous aurons l'occasion de discuter cette étiologie plus tard.

Nous admettons que les troubles intellectuels sont rares, mais existent dans un certain nombre de cas.

Nous allons étudier maintenant les symptômes de ce type morbide Little-Brissaud. Il est bien rare que dès la naissance les phénomènes caractéristiques décrits par Little apparaissent à l'observateur même expérimenté. On a fait remarquer avec justesse que l'enfant à la naissance était presque à l'état de contracture normalement et la maladie de Little ne serait que l'exagération, la continuation de cet état infantile (Hartmann). Il se passe donc constamment un certain temps avant que la mère, la nourrice, s'aperçoivent que le petit malade reste plus raide, plus immobile que les enfants de son âge. Dans le lit sa position serait déjà caractéristique : membres inférieurs rigides, accolés l'un contre l'autre par contraction des muscles adducteurs.

D'autres fois, ce serait seulement au moment où l'enfant devrait commencer à marcher, que les parents s'inquiéteront en voyant un retard dans les fonctions motrices. Il se traînera, marchera en s'appuyant sur les meubles.

Sa démarche sera gênée par la position de ses jambes, quelquefois contractées à l'excès, se croisant au point que l'un des membres peut passer devant l'autre.

Cependant l'enfant ne restera point complètement impotent, les symptômes paralytiques existent infiniment moins chez lui que les symptômes spasmodiques déterminant une pseudo-paralysie.

Il apprendra à marcher, tardivement il est vrai, mais sa marche aura une allure particulière qu'elle conservera.

En le soutenant par-dessous les épaules, on voit ses cuisses accolées l'une contre l'autre par la contraction des adducteurs, ses pieds en varus équin plus ou moins accentué, suivant les cas, et écartés de telle sorte que les jambes forment un angle à sommet aigu supérieur, à base inférieure. Les pointes des pieds sont tournées en dedans et arrivent presque au contact; la contracture du tendon d'Achille est très nette et plus ou moins accentuée, c'est elle qui est la cause de l'équinisme; on voit aussi la rétraction de l'aponévrose plantaire, la contracture des jambiers antérieur et postérieur et quelquefois, dans des cas de flexion de la jambe sur la cuisse, la contracture du biceps, demi-tendineux ou demi-membraneux. La marche s'opère sur l'extrémité du membre, à un degré plus ou moins prononcé. Tantôt, ce sera seulement la pointe du pied qui reposera sur la terre; d'autres fois, le malade posera d'abord la pointe, mais la plante arrivera tout entière au contact du sol; ce contact sera d'ailleurs toujours infiniment moins prononcé pour la partie postérieure, ce dont on peut facilement s'assurer en le faisant marcher sur du papier noirci à la fumée, sur de la cendre ou sur du sable fin pour obtenir des empreintes.

Il arrive souvent que les malades marchent sur le bord externe du pied ou même sur la face dorsale. C'est surtout dans des cas où le varus est très prononcé. On pourra observer tous les degrés dans les troubles de la marche, depuis ces troubles légers qui se décèlent seulement à un œil attentif et feront user surtout la pointe des chaussures au malade sans qu'il s'en aperçoive autrement, jusqu'à ces contractures infiniment plus prononcées qui l'empêchent de marcher sans s'appuyer aux meubles ou même sans l'aide de deux béquilles. La marche peut même être rendue impossible, mais ce fait est assez rare dans le type que nous avons en vue. La marche s'accompagne d'un mouvement de balancement du corps pour aider le membre contracturé à quitter le sol et le pied décrit souvent une certaine courbe. Le corps est penché en avant. Aucun symptôme d'incoordination, comme on en observe dans la sclérose des cordons postérieurs. Enfin, on peut encore noter les secousses répétées, déterminées par la contraction des muscles de la région postérieure de la jambe, secousses provoquées par le contact du pied avec le sol. Cette manifestation du phénomène connu sous le nom de clonus épileptoïde peut manquer.

Cette raideur des membres inférieurs rend extrêmement difficile au malade la position assise ; ou bien les jambes sont étendues et tendent à l'entraîner en avant, ou bien elles sont repliées sur elles-mêmes et il tombe à la renverse. La première position est plus fréquente. Dans les deux cas, les patients ne pourront guère rester assis qu'en se cramponnant aux bras du siège qui les supporte.

A certains, la position couchée sur le côté est absolument obligatoire ; toute autre leur est impossible.

Du côté des membres supérieurs, les symptômes sont en général beaucoup moins accusés. Quelquefois même, ces membres sont intacts. Du reste, ici encore, nous pouvons observer des différences de degré. Parfois, ces membres sont à peine pris ; dans le cas où la rigidité est bien marquée, les bras sont appliqués le long du corps, l'avant-bras est en flexion sur le bras ; la main, inclinée sur le bord cubital, fléchie, est le plus souvent en pronation.

Il y a fréquemment des mouvements athétoïdes ; il en résulte une impossibilité d'exécuter les mouvements délicats, en particulier, dans les cas un peu prononcés, l'impossibilité d'écrire ; tout au plus les enfants arrivent-ils à tracer des jambages irréguliers et illisibles, même pour eux.

Nous verrons que ce n'est point, le plus souvent, par suite d'un défaut de l'intelligence ; il n'y a là qu'un trouble de motilité.

La face peut être aussi atteinte de contractures et l'on a des expressions diverses, de rire, de colère, etc. Les mouvements athétosiques se voient aussi quelquefois.

La musculature de l'œil peut aussi être touchée. Il y a du strabisme dans 30 pour 100 des cas. D'après Feer il est dû à des troubles de la réfraction. D'après Marie, c'est un stigmate de dégénérescence ou la conséquence d'une contracture.

Oster a noté le nystagmus dans un certain nombre des cas et nous avons eu l'occasion de le voir dans une de nos malades (obs. IX) et nous l'avons encore comme symptôme dans l'observation XXI.

Accidentellement on observe du laryngisme, des troubles de la déglutition, spasme des muscles du cou. En somme, les muscles sont d'autant moins touchés, semble-t-il, qu'ils sont moins soumis à l'action de la volonté. Pas de troubles des sphincters. Un caractère très important, c'est qu'en aucun cas on n'observera d'atrophie des groupes musculaires atteints. Il peut même y avoir un certain degré d'hypertrophie apparente due à une adipose plus ou moins prononcée. On a souvent noté des troubles de la parole, alors même que l'intelligence était normale. Ses enfants apprenaient à parler tard ; leur parole était lente, traînante, ils ne se servent que d'un nombre de mots relativement restreint. Ils ont d'ailleurs conscience de cet état d'infériorité et on a peine à leur tirer des réponses. Les troubles de la sensibilité ne s'observent jamais dans la maladie de Little ; la sensibilité est conservée avec tous ces modes : sensibilité ou tact, à la douleur, à la température. Le sens musculaire est aussi intact ; rien ici qui rappelle le *tabes dorsalis*.

L'exagération des réflexes est un des phénomènes le plus constant. Il est bien rare, exceptionnel même, qu'il fasse défaut. Réflexes tendineux et réflexes périostiques se trouvent avec un maximum d'intensité qu'on rencontre rarement dans d'autres maladies.

On les observe aussi bien aux membres supérieurs qu'aux membres inférieurs. Les réflexes cutanés ne se présentent pas avec le même caractère : ils peuvent manquer ou, au contraire, être présents et plus ou moins prononcés. La trépidation épileptoïde du pied, dont nous avons déjà indiqué l'influence sur la marche a presque toujours été notée ; quelquefois absente, elle est généralement très marquée, se prolongeant longtemps après l'excitation initiale.

Pas de troubles vaso-moteurs.

Enfin, en dernier lieu, nous dirons qu'au point de vue clinique, la maladie de Little présente tant de ressemblance avec certaines autres affections spamosdiques de l'enfance, qu'on a pu la placer dans un même groupe que ces affections sous le nom générique de : *diplégies cérébrales* ; c'est ainsi qu'a fait Rosenthal dans sa thèse, Lannois dans sa revue critique. Pour Rosenthal, entre les cas de rigidité généralisée (il range sous ce titre la maladie de Little que nous venons de décrire), l'hémiplégie spasmodique uni - ou bilatérale, les paraplégies spasmodiques, l'athétose double, la chorée congénitale, il n'y a qu'une différence de degrés. On peut observer tous les intermédiaires ; il y a un certain nombre de cas qui relient entre elles les formes types, formant ainsi tous les anneaux d'une chaîne ininterrompue. L'auteur ne fait en cela qu'exprimer l'opinion de Freud, sous l'inspiration et avec les observations duquel il a fait sa thèse.

« Tous ces types, dit aussi Brissaud, dans son article du *Traité de médecine,* sur les encéphalopathies infantiles, tendent à se confondre les uns avec les autres par une sorte de dégradation insensible. »

Il existe pourtant entre les formes types certaines différences plus ou moins nettes, que nous exposerons à propos du diagnostic.

§ 3. — Anatomie pathologique. — Etiologie. Pathogénie. — Diagnostic.

Après avoir traité d'une façon schématique, mais assez complète la symptomatologie de cette affection, nous dirons quelques mots seulement sur l'anatomie pathologique, l'étiologie, la pathogénie et le diagnostic.

Pour constituer une entité pathologique, il ne suffit pas d'un ensemble de symptômes constants, il faut encore qu'à ces symptômes réponde un substratum anatomique, toujours identique à lui-même. Nous avons vu qu'on pouvait distinguer dans le groupe des paralysies spasmodiques

.de l'enfance, le type Little-Brissaud. A quoi répond-il anatomiquement? Nous ne sommes malheureusement pas riches en documents pour faire cette étude. Dans le petit nombre d'autopsies qu'on a faites dans ces dernières années, on a trouvé des lésions très différentes les unes des autres. En nous basant sur les autopsies de MM. Déjerine, Mya et Lévi, Sarah Mac Nutte, etc., nous pouvons dire qu'on a toujours rencontré un défaut ou plutôt un retard de développement du faisceau pyramidal, ce qui s'explique bien par la naissance prématurée, parce que le faisceau pyramidal a une énergie vitale moindre pendant la vie extra-utérine, au septième mois de la grossesse. Outre ce retard de développement du faisceau pyramidal, on a trouvé de la sclérose des cordons latéraux; on a aussi trouvé des lésions du côté du cerveau; des petites hémorragies méningées ou des lésions superficielles de sclérose au niveau du lobe frontal et du lobule paracentral. Marie admet que cette sclérose cérébrale est d'origine vasculaire. Par conséquent, nous ne pouvons rien conclure encore au point de vue des lésions anatomiques dans la maladie de Little.

Voyons maintenant quelles sont les causes de cette affection. Déjà Little avait donné comme cause l'accouchement difficile. Dans la thèse de Naef, dans celle de Rosenthal, on rencontre un grand nombre d'enfants nés dans des conditions anormales : asphyxie, cyanose, circulaire du cordon autour du cou, si bien que Rosenthal a cru pouvoir conclure : « La maladie de Little est due dans la plupart des cas à un traumatisme pendant la naissance, à l'asphyxie, à la présentation anormale; c'est l'hémorragie qui est surtout en cause et disparaît progressivement et lentement ». Puis Brissaud a invoqué la naissance avant terme. Nous avons vu comment, avec cette notion, on peut expliquer la marche de la maladie et ses rémissions, et nous pensons que c'est là la cause la plus importante. Gibotteau, dans sa thèse, déclare qu'anatomiquement c'est la partie du système nerveux correspondant aux membres inférieurs qui se développe la première.

Comment donc se fait-il que les membres inférieurs soient toujours les plus atteints, quelquefois même les seuls touchés ?

Brissaud et Marie en voient la cause dans la moindre irrigation de l'écorce correspondante à cette partie du corps.

Le nombre des naissances avant terme est grand, relativement à celui des malades présentant la maladie de Little. Le développement de l'enfant et du fœtus présentant, à l'état physiologique, une marche toujours constante, sans variations individuelles, pourquoi tous les individus nés avant terme ne sont-ils pas atteints de la maladie de Little ? Il y a évidemment là un inconnu. Peut-être faudrait-il faire intervenir un autre facteur : l'hérédité nerveuse, par exemple, se traduisant par une vitalité moindre du système nerveux. Et, de fait, les antécédents nerveux des parents ont été fréquemment notés. En tout cas, la question appelle de nouvelles recherches.

Pour Fournier, c'est « se payer de mots » que de voir dans un accouchement avant terme ou laborieux la cause des diplégies spasmodiques infantiles. L'éminent professeur est d'avis que la syphilis héréditaire est fort souvent en cause.

Il serait trop absolu de vouloir faire de l'hérédo-syphilis

la cause de toutes les affections spasmodiques congénitales. Cependant on ne peut se dissimuler que la syphilis
est un des facteurs les plus fréquents d'avortement ou
d'accouchement avant terme, et qu'elle peut en même
temps frapper, et le fœtus, et la mère. Elle sera la cause
commune des deux faits pathologiques. Raymond serait
assez disposé à admettre cette idée.

Brissaud, lui-même, partisan convaincu d'une altération primitive du système nerveux dans la plupart des
cas, ne nie point pourtant le rôle que pourrait jouer la
syphilis dans le développement des paralysies spasmodiques infantiles.

Après avoir lu les travaux de Fournier et Gilles de la
Tourette, de Ankle, de Breton, de Germain Sée, de Gau-
dard, de Marie et de Charcot, et les observations qui sont
publiées dans la thèse de Meignen [1], nous sommes convaincu que, dans un très grand nombre de cas de maladie
de Little, la cause en est dans l'hérédo-syphilis. Cela a une
très grande importance au point de vue du traitement et,
dans ces cas, tous les symptômes spasmodiques ont disparu
en très peu de temps par le traitement mixte.

Mouratow, au Congrès de médecine de Kiew, en 1896,
a insisté sur l'influence des maladies infectieuses de la
mère et du fœtus dans ses différents états spasmodiques.
Il est bien possible aussi que l'auto-intoxication ou l'intoxi-
cation par les maladies infectieuses puissent engendrer la
maladie de Little.

Voyons à présent quelle est la pathogénie des contrac-

---

[1] Meignen, th. Paris, 1896.

tures et des pieds bots qui sont les symptômes les plus constants de la maladie de Little. Malheureusement, nous sommes obligé d'avouer qu'en ce qui regarde la physiologie pathologique de la contracture, de l'exagération des réflexes, nous en sommes réduit à de pures suppositions. Les hypothèses ne manquent point sur la question ; mais leur nombre, qui va s'accroissant tous les jours, montre suffisamment qu'aucune ne résout le problème posé, ne peut expliquer tous les cas.

La clinique a fixé cependant quelques points ; elle nous a appris en particulier que contracture et exagération des réflexes, quoique le plus souvent unis, sont deux symptômes indépendants l'un de l'autre, opinion qui ne fut pas toujours admise. Mais, pas plus les recherches anatomiques sur le sujet sain ou malade, que l'expérimentation physiologique, n'ont pu saisir le phénomène dans sa nature intime.

Parmi les opinions qui ont été émises pour expliquer la contracture, il en est deux surtout qui sont classiques. La première, celle de Charcot, attribue au faisceau pyramidal un rôle excito-moteur. La contracture est due à l'action irritante produite par le processus de sclérose sur les cellules de la substance grise de la moelle. Marie propose plutôt d'attribuer au faisceau pyramidal un rôle d'arrêt identique à celui joué par le pneumogastrique. Cette action inhibitrice cesserait d'exister dans le cas de sclérose du faisceau et il en résulterait une continuelle activité des cellules de la substance grise médullaire. Cette hypothèse satisfait l'esprit plus que la première. Cependant, on peut lui faire quelques objections. Comment expliquer, par exemple, la cessation de la contracture, alors que le cordon pyramidal est définitivement sclérosé ? On a fait aussi quelques autopsies où l'on a trouvé de la sclérose du faisceau pyramidal et, pendant la vie, il n'y avait pas trace de contractures. Comme nous le voyons, ces deux hypothèses n'expliquent pas tous ces faits.

Van Gehuchten a récemment proposé une nouvelle théorie. Pour lui, il existe deux systèmes de fibres reliant l'écorce cérébrale aux cellules de l'axe gris de la moelle, Ces deux voies nerveuses de conductibilité sont : la première, la voie cortico-spinale ; la deuxième, la voie cortico-fronto-cérébello-spinale.

Fusionnés de l'écorce à la protubérance, ces deux systèmes se séparent à la partie inférieure de la protubérance. Une lésion des deux systèmes amène une paralysie flasque ; une interruption dans le premier, laissant subsister le second, donne lieu à une exagération du tonus musculaire, à de la contracture. Cette théorie est récente et compte aussi un certain nombre d'objections ; aussi ne peut-on pas encore se prononcer sur sa valeur. Quoi qu'il en soit de ces hypothèses, et, se basant sur les faits qui se présentent le plus fréquemment à l'observation, on admet généralement que la contracture indique une lésion du faisceau pyramidal dont nous avons déjà vu la nature à propos de l'anatomie pathologique.

En dernier lieu, les travaux de Flechsig sur le développement du névraxe ont montré que les cordons latéraux de la moelle étaient les derniers à se développer, que les fibres nerveuses n'étaient pas encore revêtues de myéline. Chez le fœtus à terme, l'évolution du faisceau pyramidal n'est pas encore complètement terminée : elle s'achèvera dans un laps de temps plus ou moins long, après la naissance. L'examen anatomique du faisceau pyramidal d'un fœtus à terme nous montre une abondance de névroglies, les tubes sont plus ou moins épais, et le revêtement de myéline incomplet.

Se basant sur ces données, Brissaud donne aussi la physiologie pathologique du type qu'il décrit : chez l'enfant né avant terme, le faisceau pyramidal est forcément très incomplet. De plus, la vie intra-utérine étant infiniment plus active que la vie extra-utérine, ce faisceau va se développer beaucoup plus lentement qu'il ne le ferait normalement. L'enfant naîtra en état de contracture ; cette contracture aura une tendance continue à s'améliorer au fur et à mesure du développement du faisceau pyramidal, mais n'arrivera jamais à disparaître complètement, pas plus que celui-ci n'arrivera à son parfait développement. Dans ce cas-là, il y a un retard dans l'évolution du faisceau pyramidal, qui est le résultat de la moindre énergie vitale pendant la vie extra-utérine.

Il nous reste à présent à dire quelques mots sur la pathogénie du pied bot, varus équin dans la maladie de Little. M. Gilles de la Tourette a émis la théorie nerveuse pour tous les pieds bots et il dit : « Le pied bot est un trouble trophique du système nerveux, » le mot trophique étant pris dans son sens le plus général. Cette théorie est difficilement admissible dans tous les pieds bots, mais dans le cas qui nous intéresse particulièrement, c'est-à-dire le pied bot varus équin de la maladie de Little, elle est juste. La cause de cette déformation du pied, c'est la contracture.

La contracture et la rétraction des jumeaux, celle du tendon d'Achille, de l'aponévrose plantaire et quelquefois des jambiers sont donc la cause de ce pied bot varus équin.

Au point de vue clinique, la maladie de Little présente une certaine ressemblance avec beaucoup d'autres affections spasmodiques de l'enfance, c'est pour cela qu'on a pu la placer dans un même groupe que ces affections sous le nom générique de *diplégies cérébrales;* c'est ainsi que fait Rosenthal dans sa thèse, Lannois dans sa revue critique. Pour Rosenthal, entre la maladie de Little et l'hémiplégie spasmodique uni- ou bilatérale, les paraplégies spasmodiques, l'athétose double, la chorée congénitale, il n'y a qu'une différence de degrés. On peut observer tous les intermédiaires; il y a un certain nombre de cas qui relient entre elles les formes types, formant ainsi tous les anneaux d'une chaîne ininterrompue.

L'auteur ne fait en cela qu'exprimer l'opinion de Freud.

« Tous ces types, dit aussi Brissaud, tendent à se confondre les uns avec les autres par une sorte de dégradation insensible. »

Il existe partout entre les formes types certaines différences plus ou moins nettes.

L'hémiplégie cérébrale infantile débute généralement après la naissance ; souvent son début est fébrile. Elle est accompagnée fréquemment de convulsions, d'attaques épileptiformes; on y observe aussi le plus souvent des troubles trophiques : arrêt de développement des membres, amyotrophie. Enfin elle ne frappe généralement qu'un côté du corps et les membres supérieurs sont plus touchés que les membres inférieurs. Mais, dans les cas où elle est double et en même temps congénitale, on conçoit combien il est difficile de la distinguer de la rigidité des nouveau-nés de Little. La période de convulsions a pu être intra-utérine ; les troubles trophiques sont quelquefois bien peu apparents. Aussi Marie croit-il que, bien souvent, des cas de soit-disant tabes dorsal spasmodique doivent être rangés dans l'hémiplégie double spasmodique infantile.

Deux grands caractères encore viennent établir une ligne de démarcation entre ce que nous avons nommé type Little-Brissaud et les autres états spasmodiques de l'enfance. C'est tout d'abord l'absence des troubles intellectuels, ou s'ils existent, ils sont très peu marqués et ne vont jamais jusqu'à l'idiotie complète. D'ailleurs, il est cependant naturel que des enfants n'ayant pas vécu de la vie commune, ayant été privés par leur infirmité du contact incessant de leurs petits camarades, nous présentent une intelligence moins développée qu'elle devrait être normalement.

Presque dans tous les autres états spasmodiques on voit l'idiotie apparaître à des degrés différents.

Le second caractère, au moins aussi important que le premier, peut-être même davantage, et qui différencie notre type, c'est la tendance marquée et continue à l'amélioration spontanée, sans cependant arriver presque jamais à une rémission complète. Les déformations des membres inférieurs ne changent presque pas, même après la disparition plus ou moins complète de la rigidité spasmodique. En se basant encore sur l'étiologie de la maladie, on arrive presque toujours à faire le diagnostic exact.

Nous ne ferons pas le diagnostic avec les autres affections nerveuses qui présentent quelques points de ressemblance, mais qui sont très rares chez les enfants.

Voyons quelle est l'évolution de cette affection.

Ici il convient de distinguer l'évolution anatomo-pathologique et l'évolution clinique. Pour ce qui est de la première, il est peu vraisemblable qu'il se produise avec les années des modifications notables dans les centres nerveux, car il s'agit là surtout d'un vice de développement. Au contraire, au point de vue clinique, on peut dire que la maladie de Little est une affection présentant une tendance manifeste à l'amélioration, mais presque jamais à la guérison, les enfants restent presque toujours infirmes avec les membres inférieurs déformés. Le tabes dorsal spasmodique ne menaçant en rien la vie, on comprend que les individus qui en sont atteints parviennent à l'âge adulte, parfois même à la vieillesse.

Il ne semble pas cependant qu'en général ils vivent très vieux, et cela s'explique par ce fait que, nés dans de mauvaises conditions, ils sont généralement chétifs et que, par conséquent, leur résistance vitale est peu considérable.

Disons enfin, en terminant ce chapitre, que le pronostic s'est beaucoup amélioré depuis qu'on pratique le traitement chirurgical, comme nous allons le voir dans nos résultats éloignés.

CHAPITRE II

Traitement.

Il y a une vingtaine d'années, le traitement de la maladie de Little consistait surtout dans la prophylaxie de la première enfance et, une fois la maladie développée, c'était au traitement médical des différents symptômes qu'il fallait avoir recours. C'était le devoir de l'accoucheur de protéger l'enfant contre les traumatismes qui peuvent le frapper pendant l'accouchement. Il devait le préserver de l'asphyxie ; en employant à propos le forceps pour terminer l'accouchement plus vite, il rendait des services à la santé du nouveau né, car c'est une opinion erronée que d'inculper l'emploi des instruments comme cause de traumatisme. La probabilité d'une lésion faite par un habile accoucheur est beaucoup moindre que le dommage réel que les enfants subissent par suite d'un accouchement prolongé, ainsi que le démontrent les statistiques.

Une fois la maladie déclarée, on se bornait au traitement médical des symptômes, ou plutôt à l'expectation. Par exemple contre les troubles intellectuels on ne faisait presque rien : ils disparaissaient peu à peu, s'amélioraient avec les années. M. D'Heilly, médecin de l'hôpital Trousseau, a obtenu, par l'emploi du bromure de potassium préconisé par Charcot, une disparition passagère de la contracture, amélioration momentanée qui ne survit pas à la cessation du médicament.

Dernièrement M. Fournier aurait constaté des améliorations notables, une détente certaine dans les raideurs des membres, après l'emploi du traitement spécifique.

Mais dans tous ces cas, il s'agissait probablement d'un tabes dorsal spasmodique d'origine hérédo-syphilitique, nous avons vu à propos de l'étiologie que cette cause se rencontrait dans un certain nombre de cas et qu'il faut presque toujours essayer le traitement mixte et le bromure de potassium, avant d'intervenir.

Quant aux troubles moteurs dont l'apparition déterminait les mères à consulter le médecin, il était difficile d'en promettre la guérison; on essayait l'électricité, maiss on emploi n'était pas souvent couronné de succès. Erb, Charcot, d'Heilly ont essayé surtout la faradisation des membres rigides, mais les résultats étaient presque nuls. Signalons également les succès que Redard aurait retirés de la suspension verticale d'après le procédé employé dans l'ataxie locomotrice. Mais c'est surtout quand on a recours à l'intervention chirurgicale qu'on peut traiter efficacement la maladie de Little.

En effet, ce furent les chirurgiens et non pas les médecins qui s'emparèrent de l'étude de cette maladie. L'histoire en donne des preuves. Les premiers qui en parlèrent furent les chirurgiens Delpech, Heine et Little.

La rigidité spasmodique congénitale des membres qui a pris rang dans la pathologie nerveuse, sous le nom de maladie de Little, « de tabes dorsal spasmodique infantile », de « paralysie spinale congénitale », ne semblait être, jusqu'à ces dernières années, justiciable que du traitement médical, quelque impuissant qu'il fût d'ailleurs. Aussi le pronostic de cette affection était-il très sombre. « Le plus souvent, écrit M. Déjerine, en 1892, les enfants atteints de cette affection sont condamnés à l'inactivité pour toute leur existence, la guérison est exceptionnelle, l'amélioration très rare. »

L'intervention chirurgicale et les tentatives de traitement orthopédique, négligées par les uns, étaient condamnées par les autres.

« Les différents traitements employés pour vaincre la contracture, disent MM. d'Espine et Picot, tels que l'extension continue, la contension dans un appareil inamovible, appliquées pendant la résolution chloroformique, la ténotomie, sont inutiles ou nuisibles et doivent être définitivement abandonnés ». Ils ajoutent que des résultats aussi heureux qu'avec la ténotomie auraient été obtenus, dans quelques cas, par l'éducation méthodique des membres. Ils rapportent, entre autres, le cas d'un jeune homme traité par eux, qui était arrivé à marcher sans canne, et à suivre une carrière libérale, grâce à des manipulations orthopédiques, et à une gymnastique quotidienne active et passive, pratiquée depuis l'enfance. C'est dans ce sens, concluent-ils, que les praticiens doivent diriger les efforts. De même M. Bourneville, dans son service à Bicêtre, aurait obtenu des améliorations et même des guérisons par la méthode d'éducation physique, jointe à la méthode pédagogique. »

« On a pratiqué quelquefois, disent à leur tour MM. Le Gendre et Broca, la ténotomie du tendon d'Achille et des adducteurs, avec un succès douteux. »

Il est permis cependant de refuser aujourd'hui d'admettre cette condamnation de l'intervention chirurgicale, et, devant l'impuissance des moyens médicaux, on est en droit d'avoir recours aux ressources qu'offre la chirurgie orthopédique moderne.

Les sections tendineuses seront, dans les cas qui nous occupent, tout aussi efficaces que dans les complications périphériques des encéphalopathies infantiles, où elles peuvent être singulièrement utiles, ainsi que le fait observer M. Chipault dans le 4e volume du *Traité de chirurgie* Le Dentu. Les premiers essais de ténotomie comme traitement du tabes dorsal spasmodique ont été faits par Little, puis par Rupprecht[1] en 1881, par Lorenz[2] en 1891 et par Adams[3] en 1886.

Si Little et Adams ne firent que la ténotomie du tendon d'Achille, Rupprecht y ajouta celle des adducteurs, Lorenz celle des fléchisseurs de la jambe.

Ces chirurgiens ont tous enregistré des succès, mais ce ne sont là que des cas isolés et dont les résultats immédiats seuls ont été signalés. M. Vincent[4] de Lyon, dans son service de la Charité, a institué le premier une méthode générale et systématique du traitement de la maladie de Little, par la ténotomie simple ou multiple et

[1] Rupprecht, *Volkmanns Sammlung klinischer Vorträge*, 1881, Ueber angeborene Gliedstarre.

[2] Lorenz, *Intern. klin. Bundschau*, 1891 ; Compte rendu dans la séance de la Société Impéro-Royale des médecins, le 6 mars 1897, Vienne.

[3] Adams, *Du traitement chirurgical des déformations postparalytiques*, 1886.

[4] M. La Bonnardière, *Revue d'orthopédie*, 1800, inspiré par M. Vincent.

l'immobilisation, méthode qu'un de ses élèves, M. La Bonnardière, a exposée dans la *Revue d'orthopédie*, en 1896 en en faisant connaître les heureux résultats.

Ce travail de M. Vincent nous servira de base dans ce chapitre; il nous fournit déjà treize observations avec leur étude détaillée et des résultats constatés plusieurs années après l'opération. M. Vincent a eu l'obligeance de nous communiquer les adresses de ses malades. Nous leur avons écrit en juin 1899 et nous en avons vu quelques-uns. Nous exposerons les résultats éloignés dans le chapitre III. Puis il nous donne une méthode d'intervention chirurgicale et orthopédique assez complète. Avant de décrire systématiquement la méthode de traitement chirurgicale et orthopédique de la maladie de Little, nous préférons exposer brièvement les diverses méthodes employées par les cliniciens qui se sont occupés de cette question. En étudiant soigneusement toutes ces méthodes, qui, du reste, ne diffèrent que dans des points tout à fait secondaires, nous nous efforcerons de formuler une méthode complète que chaque chirurgien doit employer dans le cas de la maladie de Little.

D'autre part, un chirurgien de Bruxelles, M. Delcroix [1], a appliqué récemment le même traitement que celui de M. Vincent, plus la myotomie à ciel ouvert des adducteurs de la cuisse au niveau de leurs insertions supérieures, chez deux enfants atteints de maladie de Little, guidé par ce fait, dit-il, que, dans cette affection, les difformités résultent non pas de la paralysie des muscles, mais bien de leur contracture, sans altération aucune de l'élément

[1] Delcroix, *Ann. de la Soc. belge de chir*, 1897.

musculaire. Les résultats qu'il a obtenus corroborent pleinement ceux de M. Vincent.

Dans le Congrès de chirurgie de 1897 et dans la *Revue des maladies de l'Enfance* 1898, a paru un travail sur la question, par le Dr P. Lebrun[1], chirurgien à l'hospice Fernand Kégeljan (Namur). Il a publié trois observations qui figurent aussi dans notre thèse (obs. XIV, XV et XVI). Nous allons résumer dans quelques lignes les idées de M. Lebrun qui ne diffèrent en somme pas beaucoup de celles de M. Vincent. M. Lebrun insiste beaucoup sur l'éducation méthodique des membres suivant la méthode de Marfan[2].

L'auteur montre, d'après les résultats obtenus, combien nous sommes loin de ce pronostic si grave que faisait M. Déjerine en 1892, et comme cela est bien la réalisation de l'espoir qu'exprimait le professeur Charcot[3] au cours de ses *leçons sur le tabes dorsal spasmodique.* « Le pronostic de cette affection s'atténuera, disait-il, lorsqu'elle aura été mieux étudiée. »

M. Lebrun a eu l'occasion d'appliquer une méthode du traitement semblable à celle du chirurgien de Lyon, et les résultats qu'il a obtenus concordent entièrement avec les résultats signalés par le D[r] La Bonnardière. Il publie ces trois observations parce qu'il pense qu'elles peuvent contribuer à démontrer, avec les observations de M. Vincent, l'opportunité, la nécessisté même des sections des rétractions tendineuses qui succèdent aux contractures spasmo-

---

[1] Lebrun, Congr. de chir., 1897. — *Rev. des mal. de l'enfance*, 1898.

[2] Marfan, *Presse méd.*, 1894.

[3] Charcot. *Leçons sur les mal. du système nerveux*, t. II.

diques dans la maladie de Little. Ces sections, en effet, pemettent aux muscles qui ne sont pas atteints par l'affection de remplir leurs fonctions. L'impotence fonctionnelle des membres, dans la maladie de Little, ne reconnaît pas pour cause unique la contracture spasmodique d'un plus ou moins grand nombre des muscles. Les phénomènes de rigidité spasmodique qui siègent de préférence et sont toujours plus accentués dans certains groupes musculaires des membres inférieurs, sont généralement et rapidement, ainsi que le démontrent les observations publiées, suivies des rétractions fibro-tendineuses permanentes qui rendent définitifs l'équinisme, la flexion des jambes, et l'adduction forcée des cuisses.

Dès lors, les groupes musculaires non atteints de contracture se trouvent placés et sont maintenus dans de mauvaises conditions ou dans l'impossibilité de fonctionner. Les conditions d'équilibre sont absolument défectueuses ; la marche, et même la station debout deviennent impossibles ou du moins très difficiles et exigent des efforts exagérés, non seulement des muscles des membres inférieurs, mais aussi des muscles du tronc, des membres supérieurs, du cou et de la tête. Ces efforts augmentent l'état spasmodique des muscles atteints, ce qui exagère les déformations et provoque une contraction anormale violente de tous les muscles non atteints qui veulent se mettre en mouvement.

Aussitôt que les rétractions fibro-tendineuses sont sectionnées, les muscles non malades retrouvent des conditions de fonctionnement favorables, les conditions de statique deviennent à peu près normales, et c'est ce qui explique l'amélioration immédiate de la motricité après les ténotomies; c'est ce qui explique l'amélioration progressive par le rétablissement progressif du mouvement dans ses muscles jusque-là immobilisés.

Un des points sur lequel M. Lebrun n'est pas d'accord avec M. Vincent : c'est l'immobilisation prolongée pendant trente ou quarante jours dans un appareil plâtré, immobilisation prolongée à laquelle ce dernier attache une grande importance.

En effet, n'est-il pas urgent, lorsqu'on a rendu, par la section des rétractions fibro-tendineuses, la liberté aux muscles, alors qu'une immobilisation de dix à douze jours aura assuré la cicatrisation des plaies de la ténotomie, n'est-il pas urgent, dit-il, de se hâter de rendre les mouvements immédiatement possibles ? Comme le dit Sayre[1] dans ses leçons : « *le mouvement est la condition de vie des muscles et des articulations* », et il pense que dans la cure de la maladie de Little, comme dans la cure du pied bot, il faut, aussitôt qu'on le peut, restituer aux muscles et aux articulations cette condition de vie. Il est au moins inutile, en effet sinon nuisible, de prolonger l'immobilisation dans un appareil plâtré au delà de dix à douze jours, ainsi qu'il résulte des trois cas traités par M. Lebrun.

Il faut dès lors commencer les mouvements passifs, les massages, les manipulations et les bains en ayant soin bien entendu, d'empêcher, dans l'intervalle l'adduction, les flexions, l'équinisme de se reproduire. Pour cela, on applique un appareil orthopédique. En concluant, M. Lebrun dit qu'en procédant de cette manière on aura

---

[1] Sayre, *Leçons cliniques sur la chirurgie orthopédique*, 1887.

une guérison beaucoup plus rapide, car on ne courra pas le risque de voir s'ajouter une certaine raideur des articulations à l'inhabileté et à l'inexpérience des muscles, et nous n'avons qu'à jeter un coup d'œil sur les observations XIV, XV et XVI pour voir qu'en réalité les malades traités de cette façon ont commencé à marcher de très bonne heure.

Nos observations XVII, XVIII, XIX et XX sont empruntées à une publication de MM. Redard et Paul Bezançon dans le Congrès de chirurgie de 1898. Nous allons exposer un petit résumé de ce qu'ils pensent de la maladie de Little et de son traitement chirurgical qu'ils ont employé dans une trentaine de cas. Les observations dont ils présentent un résumé, démontrent la valeur du traitement chirurgical et orthopédique dans la maladie de Little.

Plusieurs de leurs sujets, auparavant infirmes et impotents, les membres immobilisés dans des positions vicieuses, marchent actuellement et se déplacent avec facilité. Ces praticiens appliquent depuis longtemps au traitement des affections spasmodiques de l'enfance la méthode qu'ils recommandent.

Bien avant les mémoires de Vincent et La Bonnardière, de Lorenz, de Lebrun, de Hoffa, M. Redard a publié, en 1893[1], un mémoire contenant la description détaillée des interventions orthopédiques qui doivent être conseillées dans la maladie de Little.

Sans décrire en détail la maladie de Little et ses nom-

---

[1] Redard, Traitement orthop. de la maladie de Little (*Rev. de thérap. et de pharmacol.*, 1893).

breuses formes, ils signalent que tous les cas ne sont pas
également graves ; de grandes différences même existent
entre les enfants dont les extrémités inférieures sont
seules prises, et ceux dont les membres supérieurs et l'in·
telligence sont plus ou moins touchés ; ces deux catégories,
de quelque nom qu'on les appelle (car ces auteurs ne sont
pas d'accord sur l'oportunité de restreindre la maladie de
Little aux seuls paraplégiques de Brissaud, ou de l'étendre à tous les enfants nés avant terme ou difficilement et
présentant une pseudo-paralysie spasmodique plus ou
moins généralisée), ces deux catégories, dis-je, peuvent,
en réalité, au point de vue pratique, se distinguer en cas
favorables et en cas difficiles ; dans les premiers, les
membres inférieurs sont seuls atteints ; dans les seconds,
la coexistence de la chorée, de l'athétose, de l'imbécillité,
de l'idiotie, font moins espérer du traitement chirurgical.

Au point de vue du résultat, il importe, en effet, de
considérer l'état cérébral du sujet ; ceux dont l'intelligence est conservée se prêtent, lorsque leurs membres
sont redressés, à l'éducation de leurs muscles ; ils font des
progrès remarquables et apprennent à marcher en quelques mois ; ceux, au contraire, qui sont atteints d'imbécillité ou d'idiotie, résistent au traitement qui est parfois
impossible à appliquer.

Ils attachent encore une grande importance à l'état des
muscles de leurs malades ; de leurs propres recherches
sur ce point, il résulte que les muscles sont surtout
atteints de contracture spasmodique, sans présenter, au
début, des lésions anatomiques. Ils réagissent normalement ou avec excès à l'électricité et ne présentent des
signes d'atrophie que bien tardivement.

Cet état particulier des muscles explique ce qu'on est en droit d'attendre du traitement orthopédique ; le spasme, une fois vaincu, le muscle peut reprendre toutes ses fonctions. L'atrophie et la rétraction fibro-musculaire ne surviennent que lorsque les membres ont été abandonnés dans une attitude vicieuse longtemps.

De là, l'indication de commencer le traitement le plus tôt possible. Sur ce point, tous les auteurs ne sont pas d'accord ; tandis que les uns opèrent le plus tôt possible, comme MM. Redard et Bezançon, d'autres attendent la période définitive, c'est-à-dire la rétraction fibro-tendineuse complète, et alors ils pratiquent la ténotomie qui donne un résultat définitif, en même temps que les spasmes musculaires ont déjà disparu plus ou moins.

Le chloroforme est un excellent moyen de se renseigner sur l'état des muscles et de discerner les contractures spasmodiques avec les rétractions musculaires et fibro-tendineuses. MM. Redard et Bezançon ont souvent constaté, pendant le sommeil anesthésique, la disparition des contractions spasmodiques des adducteurs de la cuisse, des fléchisseurs de la cuisse et de la jambe, etc. D'après eux, la guérison de la maladie de Little étant exceptionnelle, les améliorations spontanées assez rares, il faut intervenir le plus tôt possible et combattre dès qu'elles apparaissent les attitudes vicieuses. Le traitement qu'ils recommandent et qui se rapproche de celui qu'ont adopté dans ces derniers temps plusieurs auteurs, varie suivant la période, la forme et la gravité de l'affection spasmodique. Au début de la maladie, on évitera les mauvaises attitudes des membres par des appareils simples. Parmi les moyens thérapeutiques les plus actifs, ils placent en première ligne le massage, les manipulations, la gymnastique.

Le massage agit utilement sur la contracture, sur les rétractions fibro-tendineuses et les épaississements péri-articulaires.

Les mouvements actifs et passifs, les exercices de mobilisation et d'assouplissement suffisent souvent pour vaincre des contractures assez prononcées, ceux qui ont pour but de produire une hypercorrection maintenue quelque temps, sont très recommandables. Contre la contracture des adducteurs, très fréquente et très tenace, il faut des exercices d'écartement des cuisses, en maintenant, pendant un certain temps, à l'aide d'une planche de bois placée entre les genoux ou les malléoles, une abduction maxima. Les exercices de gymnastique permettent l'éducation des muscles des jeunes malades. Ils servent à fortifier les muscles antagonistes affaiblis, à calmer l'hyperexcitabilité des muscles à l'état spasmodique. Ils permettent d'apprendre au sujet à coordonner ses mouvements, à placer la jambe en bonne position et à s'en servir pour la marche.

La suspension verticale a donné dans les mains de ces auteurs d'importantes améliorations. Aussi, recommandent-ils la suspension verticale pendant la marche, une poulie fixée à l'anneau de l'axe métallique de l'appareil à suspension ordinaire et glissant sur une longue corde horizontale, permet au malade, qui n'a plus le poids de son corps à porter, de se déplacer en appuyant les pieds sur le sol. On indique au sujet les mouvements rythmiques qu'il doit faire avec les membres inférieurs.

L'électricité statique, les courants faradiques et galvaniques seront employés suivant les règles indiquées par ces auteurs, dans le mémoire de 1893, avec de grands ménagements pour éviter l'action tétanique. Ces auteurs attachent une grande importance à la recherche, dans tous les cas, de la maladie de Little, des causes périphériques d'irritation. Il faut lutter contre les habitudes d'onanisme, opérer les phimosis, détruire les adhérences du prépuce. Après l'excision du prépuce adhérent, ils ont noté la disparition de la contracture des adducteurs.

Le traitement mécanique convient peu en général et ne doit pas être appliqué lorsque les muscles ont été assouplis et redressés. Dans quelques cas, on soutiendra le tronc dévié au moyen de corsets spéciaux. MM. Redard et Bezançon ont relevé quelques avantages d'un appareil à traction élastique pour le redressement de la contracture en flexion de la cuisse et du bassin (appareil à traction élastique de P. Redard, contre la contracture en flexion des membres inférieurs). Ces auteurs recommandent surtout les appareils qui permettent la marche, le tronc étant soutenu, les membres inférieurs ne portent alors qu'une petite partie du poids du corps, comme les chariots flamands de Darrach, de Meigs Case, de Forest Willard.

Le traitement chirurgical est fréquemment indiqué et d'une importance capitale.

Le redressement forcé, manuel, ou avec différentes machines, fait sous anesthésie suivie d'immobilisation, sera très utile.

Les membres déviés, les pieds bots seront redressés et immobilisés en hypercorrection dans des appareils plâtrés ; si les adducteurs sont contracturés, on fixera les cuisses dans l'abduction forcée au moyen d'une planchette. Les plâtres ne doivent être laissés que quelques semaines seulement.

Lorsque le spasme est intense et tend à se reproduire, ces auteurs appliquent des appareils successifs, jusqu'à ce qu'il ait cédé. Les ténotomies, les myotomies sous-cutanées ou à ciel ouvert rendent les plus grands services. Lorsque ces moyens ont échoué, lorsque les attitudes vicieuses sont maintenues par la rétraction fibreuse qui a succédé à la contracture spasmodique, il faut couper tout ce qui s'oppose au redressement et placer les membres en bonne position. Contrairement aux recommandations de quelques auteurs (Charcot, Gowers), ils ont, dans quelques cas exceptionnels de spasme musculaire cédant sous le chloroforme, mais se reproduisant malgré divers traitements, retiré d'excellents avantages des ténotomies et des myotomies.

A la méthode sous cutanée ils préfèrent, en général, la méthode à ciel ouvert, qui permet la section de toutes les parties profondes qui s'opposent au redressement. Les membres sont ensuite maintenus en hypercorrection dans un appareil plâtré, quelques semaines et, plus tard, dans des appareils orthopédiques.

MM. Redard et Bezançon n'ont pas eu l'occasion de pratiquer la section du nerf obturateur recommandée par Lorenz, contre la contracture des adducteurs de la cuisse. Les manipulations forcées de ces muscles sous l'anesthésie, allant, dans quelques cas, jusqu'à la rupture, suffisent, en général, pour vaincre leur résistance.

On pourra, suivant le conseil d'Eulemburg[1], tenter,

---

[1] Eulemburg, *Deutsche medizinische Wochenschrift*, 1898.

par des greffes tendineuses, de répartir plus également l'influx nerveux sur les deux groupes des péroniers latéraux et des muscles du tendon d'Achille.

Ces deux auteurs ont eu l'occasion de pratiquer le traitement chirurgical dans trente cas de maladie de Little; ils donnent les résultats suivants : dans dix cas, résultats excellents, les sujets, autrefois impotents, marchent avec facilité, presque comme des enfants de leur âge.

Dans quinze cas des améliorations notables ont été obtenues, la marche s'effectue convenablement. Dans cinq cas l'amélioration a été peu notable : il s'agissait de formes graves avec idiotie ou état cérébral très défectueux.

Tel est le traitement que MM. Redard et Bezançon ont appliqué dans une trentaine de cas de maladie de Little. Tels sont les résultats qu'ils ont obtenus.

M. Vincent[1], chirurgien de la Charité, a présenté à la Société de Médecine de Lyon, le 8 février 1898, un enfant de 11 ans, Benjamin R..., de Aleyras (Ardéche) (obs. XIX), qui entra dans son service le 1er décembre 1896, et en sortit le 14 du même mois pour passer de la Charité à l'Hôtel Dieu, dans le service de M. le professeur Lépine. Il y avait déjà à la clinique médicale deux de ses frères plus âgés et comme lui atteints d'une maladie familiale à symptômes cérébello-médullaires, d'après la note publiée sous ce titre dans la *Revue de médecine*, 1897, par MM. Pauly et Bonne. Le traitement médical n'ayant procuré aucun résultat, l'enfant revint à la Charité, dans le service de M. Vincent, en juillet. La photographie prise le 17 juillet montre, comme

___

[1] Vincent, *Bull. méd.*, 1898 et *Lyon méd.*, 1898.

le dit la note des élèves de M. Lépine, que l'attitude du malade debout et sa démarche sont celles de la maladie de Little. M. Vincent donne ces renseignements pour corroborer le diagnostic. Il s'agit bien, dans ce cas, d'une maladie de Little, de l'avis du savant professeur de clinique médicale à l'Hôtel-Dieu. M. Vincent a soumis ce jeune malade au traitement chirurgical, dont il avait fait publier l'exposé par M. La Bonnardière. Le chirurgien de la Charité a ajouté systématiquement aux moyens orthopédiques qu'il a déjà fait connaître, l'emploi du tricycle, non seulement comme mode utile et agréable de locomotion, mais comme méthode de massage régulier du système musculaire et comme agent d'éducation et de coordination du système nerveux cérébro-spinal.

Le sujet, qui avait été condamné jusque-là à une immobilité complète au lit, comme impotent et incurable, non seulement commence à marcher avec les appareils, mais il circule déjà très habilement et très vite sur son tricycle. (L'expérience a été faite en présence des membres de la Société de Médecine.)

« Il est certain, ajoute M. le Dr Vincent, que ce jeune malade ne pourra prétendre se mettre un jour sur le rang pour les grands sports de courses à pied, ni de bicyclette, mais relativement à son état antérieur, on ne peut disconvenir que l'état actuel ne soit un réel bénéfice obtenu par le traitement chirurgical et orthopédique. »

Tout autorise à espérer que l'amélioration progressera dans l'avenir.

Il nous reste encore à énumérer quelques travaux qui ont paru dernièrement. Ainsi, par exemple, dans le *Bulletin médical*, il y a un petit résumé de la question par le

Dr Doubre, en somme, cette publication ne présente rien de particulier et rien d'original.

Lorenz, en 1891, a publié de bons résultats obtenus par des ténotomies dans la maladie de Little. Le 6 mars 1897, il présenta à la Société Impéro-Royale des médecins de Vienne, plusieurs observations relatives au traitement chirurgical de la maladie de Little et à ses bons résultats.

Un an après la publication de Lorenz, un résultat également favorable était présenté par M. Lyonnet à la Société des Sciences médicales de Lyon (avril 1892). Il s'agissait d'un enfant atteint de maladie de Little à forme cérébro-spinale, chez lequel M. Vincent avait pratiqué la téno-tomie du tendon d'Achille, suivie de l'immobilisation dans une gouttière plâtrée, et qui pouvait, quelques semaines seulement après l'intervention, se tenir debout et marcher un peu, tandis que, au moment de son entrée à l'hôpital il ne pouvait, ni se tenir debout, ni faire un pas. Cette obser-vation ne figure pas dans notre thèse.

Marfan[2] a publié (1894) la méthode d'éducation qu'il pratique et qui a donné de bons résultats. Il dit : « L'évolu-tion de la maladie de Little n'est ni fatalement progressive, ni fatalement stationnaire. Il est des cas dans lesquels on voit survenir une amélioration telle que les sujets peuvent arriver à marcher facilement, voire même apprendre à danser, c'est surtout lorsqu'il s'agit de sujets âgés de moins de quinze ans et lorsque la maladie n'est pas com-pliquée d'idiotie. »

Ces améliorations ont été obtenues le plus souvent grâce

[1] Doubre, *Bull. méd.*, 1897.
[2] Marfan, *Presse méd.*, 1894.

à un traitement bien dirigé. Celui-ci consiste essentiellement dans ce qu'on appelle l'éducation méthodique des
membres. On fait faire d'abord des mouvements passifs
d'extension et de flexion pendant cinq minutes tous les
jours ; s'il existe des rétractions fibreuses des tendons, on
rendra les manipulations possibles en pratiquant la ténotomie. On fait faire aussi un massage léger des muscles
contracturés. Puis, quand l'impotence est un peu moindre,
on fait faire des mouvements actifs : quelques exercices
de marche, des mouvements raisonnés des bras. Pour
faciliter les exercices de marche, on se sert d'appareils
orthopédiques, ce sont pour la plupart des chariots qui ont
pour but de suspendre le tronc, de sorte que le sujet n'ayant
plus le poids du corps à supporter, peut exécuter des
mouvements des membres inférieurs coordonnés pour la
marche.

Il ne faut donc pas abandonner les malheureux atteints
de maladie de Little ; si nous ne pouvons les guérir complètement, il est des moyens qui nous permettent de les
améliorer beaucoup. Même lorsque l'affection est com-
pliquée d'idiotie, on peut obtenir des améliorations en
combinant la méthode d'éducation physique à la méthode
pédagogique telle qu'elle est employée à Bicêtre, dans le
service de M. Bourneville. Nous insisterons encore sur
l'éducation physique plus loin, parce qu'elle nous semble
de la plus haute importance dans le traitement chirurgical
de la maladie de Little. Après avoir pratiqué les ténotomies pour remédier aux spasmes, l'enfant ne marche pas
encore, parce qu'il ne sait pas marcher, il faut lui apprendre, et c'est l'éducation physique qui nous donnera les
meilleurs résultats. Voilà pourquoi aussi, chez les idiots, le

pronostic est plus grave, l'éducation est difficile. Par conséquent un enfant opéré et auquel on a appliqué un appareil orthopédique, si on le laisse comme cela, sans lui apprendre à marcher, il ne marchera jamais et avec les années les membres inférieurs s'atrophieront et d'ores et déjà ne seront jamais assez forts pour porter tout le corps.

Enfin, quand tous ces moyens chirurgicaux et orthopédiques ont échoué, on peut pratiquer la transformation tendineuse — dernière ressource chirurgicale. Cette opération a été souvent pratiquée à l'étranger et surtout en Allemagne, elle paraît donner de bons résultats dans les paralysies enfantiles, mais on a aussi eu l'occasion de la pratiquer dans un cas de maladie de Little.

Eulemburg [1] montre le peu de ressources qu'offre le traitement ordinaire des paralysies infantiles spasmodiques et décrit le but que se propose la transplantation du tendon d'un muscle sur celui d'un muscle paralysé.

Il relate le cas d'une jeune fille de six ans atteinte d'une maladie de Little avec contrature des extenseurs de la jambe et pied varus équin où tous les traitements avaient échoué, et chez laquelle il fit opérer une transplantation des tendons. Le tendon d'Achille fut sectionné longitudinalement et transversalement, et la partie externe réunie aux tendons des deux péroniers. Au bout de quinze jours, les mouvements d'extension du pied qui étaient impossibles avant l'opération se faisaient presque normalement et le pied avait repris sa position ordinaire.

L'auteur termine en émettant différentes hypothèses sur

[1] Eulemburg, *Deutsche medicinische Wochenschrift*, 1898.

lo mécanismo do l'innervation permellaut à l'influx nerveux destiné à un muscle d'agir sur un autre et pensé que
celle méthode de traitement pourrait s'appliquer à nombre
d'autres paralysies.

Pour les différents procédés de transplantation tendineuse et ses résultats dans les pieds bots, on peut consulter
la thèse de Mlle Philipoff [1]. Il est trois procédés qu'on emploie le plus souvent :

1° Le procédé de Nicoladoni [2], qui, consiste dans la
transplantation d'un muscle entier sur le tendon d'un autre
muscle;

2° Le procédé de Drobnik [3], transplantation d'une portion musculo-tendineuse;

3° Les procédés d'anastomose de Parish et de Millikin.
Le premier obtient l'anastomose par simple avivement et
suture des surfaces tendineuses; le second par échange des
portions tendineuses entre les tendons de deux muscles.
Enfin il y a un très bon exposé de la question des trans-
plantations tendineuses par le Dr Félix Franke [4], de Berlin,
dans les *Archiv. für klinische Chirurg.*, 1898; il insiste
surtout sur les bons résultats obtenus par la transplantation tendineuse dans les paralysies infantiles spasmodiques.

Méthode générale.

Jusqu'à présent nous n'avons fait que signaler les prin-

[1] Mlle Philipoff, th. Paris, 1896.
[2] Nicoladoni, *Archiv. f. klinische Chirurgie*, t. XXVII, 1831.
[3] Drobnik, *Deutsche Zeitsch. f. Chir.*, t. XLIII.
[4] Félix Franke, *Arch. f. klinische Chir.*, t. LVII, 1898.

cipaux travaux sur le traitement chirurgical de la maladie
de Little. Nous allons décrire à présent en détail la méthode
générale telle qu'elle est pratiquée par plusieurs auteurs,
qui est à peu près celle de M. le Dr Vincent ; en même
temps nous tâcherons de donner une description des principaux appareils orthopédiques.

Le traitement chirurgical et orthopédique peut se ramener à trois questions principales : 1° Faut-il intervenir ?
2° A quelle époque de l'affection faut-il intervenir, et dans
quels cas ? 3° A quelle intervention faut-il avoir recours ?

1° *Faut-il intervenir ?* — Stromeier [1] conseille d'attendre au moins jusqu'à ce qu'on ait la conviction qu'une
amélioration ne peut pas se produire d'une autre façon.
Simpson est peu enthousiaste pour les interventions chi-
rurgicales dans la maladie de Little. Guowers n'est pas
partisan non plus, dans ce qu'il appelle les paralysies de
l'enfance, d'une intervention qu'il juge inutile, car il nie
l'existence de contractures réelles.

MM. Déjerine, D'Espine et Picot, Le Gendre et Broca
sont aussi des abstentionnistes ; mais toutefois ils ne sont
que la minorité. M. Marie est partisan convaincu de l'intervention. M. Lannois [2] fait remarquer que les cas améliorés
sont presque toujours ceux qui avaient été traités avec
soin. M. Marfan [3] est du même avis ; il conseille l'intervention même quand l'affection se complique d'idiotie, en
se basant sur les heureux résultats obtenus par le traite-

[1] Stromeier, *Handb. der Chir.*, 1864.
[2] Lannois, *Rev. de méd.*, 1893.
[3] Marfan, *Presse méd.*, 1894.

ment médico-pédagogique de M. Bourneville à Bicêtre,
M. Vincent [1] dit aussi qu'il faut intervenir presque dans
tous les cas, et la plupart des auteurs sont aujourd'hui
interventionnistes, et nous, après avoir étudié la question
et analysé soigneusement les résultats, nous disons qu'il
faut intervenir presque dans tous les cas de maladie de
Little.

L'intervention chirurgicale, les appareils orthopédiques,
l'éducation physique et pédagogique sont les seuls moyens
qui puissent procurer au petit malade une amélioration et
nous disons même presque une guérison.

*2° A quelle époque de l'affection faut-il intervenir et
dans quels cas ?* — La plupart des auteurs sont d'accord
avec M. Vincent pour limiter les ténotomies aux cas de
rétractions fibreuses persistant sous le chloroforme. Une
théorie à peu près analogue a été défendue par MM. Blocq [2]
et Terrillon [3] qui conseillent l'intervention comme seule
capable d'amener la guérison dans les cas de rétractions
fibreuses compliquant la contracture spasmodique (particulièrement la contracture hystérique) et l'abstention dans
le cas de spasme et qui, pour faire le diagnostic entre les
variétés, se guidaient surtout sur l'anesthésie.

M. Rosenthal [4] recommande également d'attendre
l'apparition de la rétraction fibreuse dans la maladie de
Little pour pratiquer les sections tendineuses.

MM. Redard et Bezançon [5] disent qu'au début de la

[1] La Bonnardière, *Rev. d'orthop.*, 1896.
[2] Blocq, *Nouv. icon. de la Salpêtrière*, 1888.
[3] Terrillon, *Nouv. icon. de la Salpêtr.*, 1888 et 1891.
[4] Rosenthal, th. Lyon, 1892.
[5] Redard et Bezançon, Congrès de chirurgie, 1898.

maladie on n'a que des contractures spasmodiques, et le muscle ne présente aucune lésion anatomique. Cet état particulier des muscles explique ce qu'on est en droit d'attendre du traitement orthopédique ; le spasme une fois vaincu, le muscle peut reprendre toutes ses fonctions. L'atrophie et la rétraction musculaires ne surviennent que lorsque les membres ont été longtemps abandonnés dans une attitude vicieuse. De là l'indication de commencer le traitement le plus tôt possible et de combattre, par les appareils orthopédiques, le massage, la gymnastique, les attitudes vicieuses dues au spasme musculaire.

Nous pensons donc qu'avant l'apparition des rétractions fibro-musculaires, les ténotomies et les myotomies sont inutiles et que simplement les différents appareils et excercices y suffisent, mais dès que la difformité est due à la rétraction, il faut la combattre par la section tendineuse.

Par conséquent pour les déformations du début dues au spasme musculaire, on emploie les même appareils, seulement on les applique sans intervenir chirurgicalement ou l'on maintient la déformation en hypercorrection. Pour l'équinisme, par exemple, on emploie un soulier à traction élastique en haut sur la pointe du pied. Pour corriger l'adduction des cuisses, leur flexion sur le bassin, la flexion des cuisses sur les jambes et le pied varus équin, on emploie ordinairement le double tuteur que nous décrirons bientôt.

3° A quelle intervention faut-il avoir recours ? — Les avantages de la ténotomie sont à peu près unanimement reconnus (Little, Rupprecht, Adams, Lorenz, Vincent).

M. Lorenz divise en trois groupes les cas qui peuvent se présenter :

1° Les cas avec équinisme où la section des tendons d'Achille est suffisante;

2° Les cas avec contractures des fléchisseurs du genou, justiciables de la section du biceps et de la résection, dans l'étendue de 1 à 2 centimètres des tendons du droit interne, du demi-tendineux, et du demi-membraneux ;

3° Les cas avec contracture des adducteurs, où il a pratiqué, des deux côtés l'excision des nerfs obturateurs.

M. Terrillon préconise, d'une manière générale, dans les rétractions consécutives aux différentes variétés de contracture spasmodique, la section du tendon raccourci et la rupture des adhérences périphériques sous- anesthésie. Il insiste beaucoup sur le traitement secondaire : massage, marche graduelle, électrisation des muscles.

Ces derniers exercices constituent pour quelques-uns, tout le traitement, sous le nom d'éducation méthodique des membres. Bradfort et Lovett disposent les mouvements de manière à développer les muscles abducteurs et fléchisseurs du pied, pour contre-balancer la contracture des adducteurs de la cuisse et des muscles du mollet.

Tandis que Feer *(Ueber angeborene Spastiche, glieder-starre, in Jahrb. Kinderhlk)*, insiste sur la fixation des jambes en position convenable, MM. Marie, Marfan préconisent surtout la gymnastique, le massage. M. Marfan conseille la gradation suivante : mouvements passifs, massages, mouvements actifs, exercices de marche.

De l'étude des différentes méthodes que nous avons exposées précédemment, nous en tirons une méthode générale de traitement qu'on doit appliquer systématiquement dans tous les cas. En présence d'une maladie de Little bien caractérisée, avec paraplégie spasmodique des membres inférieurs, impossibilité de la marche et de la station debout ; il faut pratiquer avant tout l'examen sous anesthésie.

Alors, de deux choses, l'une : ou bien il s'agit d'une simple contracture, mettant les membres dans une situation vicieuse et disparaissant pendant l'anesthésie ; il suffit alors d'immobiliser le membre, en bonne position, dans un appareil plâtré, pendant plusieurs semaines ; après ce laps de temps, on remplacera l'appareil plâtré par un tuteur orthopédique. Ou bien la maladie de Little se complique de rétractions fibreuses au niveau des muscles contracturés ; la ténotomie simple ou multiple devient alors nécessaire, suivie du massage et de l'immobilisation.

Pour traiter l'équinisme, on pratique la section sous-cutanée ou à ciel ouvert du tendon d'Achille, cette dernière tend à prévaloir aujourd'hui ; en même temps, pour remédier à l'exagération de la voûte plantaire, on fait la section sous-cutanée des fibres internes de l'aponévrose plantaire qui sont fortement rétractées. Nous n'entrons pas en détail dans le manuel opératoire de ces opérations, il est décrit dans tous les traités classiques et cela nous entraînerait trop loin. Après avoir pratiqué ces opérations, on redresse le pied, et l'équinisme, qui était la gêne principale de la marche et de la station debout, disparaît. Le varus léger peut être corrigé aussi par ces deux sections, plus le redressement. Mais, dans les cas de varus très prononcé, on est obligé de faire d'autres opérations. Ainsi, M. le professeur Ollier dit que l'astragalectomie est le meilleur moyen pour remédier au varus, dans les pieds bots ordinaires ; il a défendu cette opération avec les bons résultats qu'elle a donnés, dans le dixième Congrès de Chirurgie, en 1896, comme nous le voyons dans le rapport de M. Forgue[1].

Nous n'avons qu'à jeter un coup d'œil sur notre observation XXVI, où le varus était très prononcé ; on avait presque une luxation complète de l'astragale, en avant et en dehors. M. Ollier, après avoir fait l'ablation de l'astragale, ne pouvait pas encore arriver à la réduction complète du varus, il était obligé de pratiquer toute une série de résections partielles des os du pied et de la jambe.

Du côté droit, on a fait la section du tendon d'Achille et de l'aponévrose plantaire, on extirpe l'astragale qui était presque complètement luxé, pour pouvoir faire le complet redressement du pied, M. Ollier pratique l'ostéotomie partielle d'un cal situé sur la face articulaire du calcanéum, plus une petite résection de la malléole péronière. On fait le redressement et on applique un appareil plâtré que la malade garde encore. Du côté gauche, on fait la ténotomie du tendon d'Achille à ciel ouvert, section sous-cutanée de l'aponévrose plantaire, ablation de l'astragale qui était presque luxé complètement en dehors, ce dernier os est beaucoup plus atteint de ce côté que du côté droit : celui du côté droit avait ses surfaces lisses, celui du côté gauche les a irrégulières et beaucoup plus molles. On fait encore une ostéotomie d'un cal du calcanéum, une petite résection de la malléole externe et une section d'un cal situé à la partie postérieure du plateau calcanéen. On met

---

[1] Forgue, *Semaine méd.*, 1896.

le pied en bonne position et on applique un plâtre chargé en dedans, que la malade garde encore.

Pour obvier à la flexion de la jambe sur la cuisse, on est obligé de pratiquer la section sous-cutanée ou à ciel ouvert du tendon du biceps, du demi-tendineux et du demi-membraneux. Enfin, dans certains cas, pour supprimer l'abduction des deux cuisses, M. Vincent a eu recours à la rupture manuelle des muscles adducteurs, pratiquée au moyen de coups violents à leur niveau, avec le bord cubital de la main.

Nous préférons la section au bistouri des tendons des adducteurs, près de leur insertion au pubis, comme l'a pratiqué M. Lebrun (obs. XV et XVI). M. Lorenz pratique, dans tous les cas où il y a une contraction des adducteurs de la cuisse, l'excision des nerfs obturateurs. Nous ne pouvons pas nous prononcer sur cette dernière opération.

Après les ténotomies, l'écartement produit entre les deux bouts sectionnés ne doit pas être très grand au début, pour ne pas compromettre les fonctions des muscles ; si l'écartement paraît insuffisant pour permettre l'immobilisation en bonne position, il ne faut pas s'inquiéter outre mesure de cette imperfection qui disparaîtra par les soins consécutifs. C'est la conduite à tenir d'après M. Vincent. M. Gilles de la Tourette[1] dit même qu'après la section tendineuse, on doit redresser le pied en plusieurs séances, de crainte que les deux bouts ne puissent pas se souder, quand on produit tout d'un coup un écartement considérable.

[1] Gilles de la Tourette, *Sem. méd.*, 1896.

En regardant toutes nos observations, nous voyons que le redressement a été fait d'un seul coup et en une seule séance, et nous ne voyons pas un cas où la soudure n'a pu se faire.

Dans un cas d'équinisme très prononcé, quand on fait la section du tendon d'Achille, en conservant la plus grande partie de la circonférence de sa gaine, puis qu'on pratique le redressement, l'écartement de deux bouts n'est jamais plus considérable de 2 ou 3 centimètres et la soudure de deux bouts se fait presque toujours. C'est l'opinion aussi de Walsham[1].

Une fois que les ténotomies ont été exécutées, il faut prendre des soins consécutifs, et ces soins sont aussi importants que la ténotomie elle-même. Ces soins sont l'immobilisation immédiate, les appareils orthopédiques et l'éducation méthodique des membres.

Pour réaliser l'immobilisation en bonne position, il faut mettre le malade dans une gouttière plâtrée, moulée sur lui, remontant jusqu'au bassin, et réalisant autant que possible la flexion à angle droit du pied sur la jambe, l'extension de la jambe sur la cuisse et l'écartement de deux membres inférieurs. Ce dernier résultat est obtenu en ajoutant à l'appareil plâtré une planchette de bois étendue transversalement d'un pied à l'autre, et formant la base d'un triangle d'écartement, triangle isocèle dont les deux côtés latéraux sont représentés par les deux membres inférieurs.

D'après le plus grand nombre d'auteurs, l'immobilisation dans les ténotomies simples doit durer trente à qua-

---

[1] Walsham, *the Lancet*, 1888,

ronte jours. M. Lebrun (Namur) ne garde ses malades dans un plâtre que pendant douze à quinze jours. Nous avons déjà exposé les raisons qu'il invoque quand nous avons décrit sa méthode de traitement.

Au sortir du plâtre, après une immobilisation de trente à quarante jours, les membres sont ordinairement engourdis, douloureux au moindre mouvement, le pied quelquefois encore en flexion incomplète sur la jambe, la plante du pied creusée, ridée, ne reposant sur le sol que par une faible surface. Pour détruire ces causes de raideur, d'enraidissement, pour permettre au malade d'appuyer largement par la surface plantaire, il faut rendre aux articulations leur souplesse, aux muscles leur force, par le massage, qui mobilise les jointures et facilite la circulation veineuse par l'électrisation et par l'exercice.

C'est pour faciliter les premiers exercices de marche qu'il importe d'appliquer le plus tôt possible aux petits malades un appareil orthopédique.

Le meilleur appareil qui répond à toutes les conditions est celui dont se sert M. Vincent ; il varie suivant les auteurs et les orthopédistes, mais le principe est le même. Cet appareil est constitué par deux tuteurs de jambes articulés, avec vis d'enraidissement au niveau de l'articulation tibio-tarsienne, au niveau du genou et au niveau de la hanche, de telle façon que, quand on veut on peut enraidir n'importe quelle articulation dans un angle déterminé. Ces deux tuteurs sont fixés sur une ceinture pelvienne. Cette ceinture supporte deux béquillons latéraux à croisettes sous-axillaires ; ces béquillons latéraux peuvent s'enraidir avec les béquillons des tuteurs. Sur ces deux béquillons se fixent deux plaques en tissu élastique, l'une dorsale, l'autre pectoro-abdominale : tout cela forme une sorte de corset qui est fixé par des courroies sur les épaules, de manière que l'enfant porte tout le poids de son appareil sur ses épaules.

Dans certains cas, on ajoute à cet appareil, au niveau de l'articulation de la hanche, deux vis abductrices, pour empêcher le rapprochement en adduction de deux membres inférieurs. Pendant la nuit, pour éviter l'adduction, on ajoute un compas en losange d'écartement, permettant de graduer à volonté l'abduction des cuisses. Quant au soulier, c'est un soulier ordinaire articulé avec le béquillon externe et interne : une vis d'enraidissement limite les mouvements de flexion et d'extension du pied; sur la face dorsale, près de la pointe, on produit une traction élastique vers la direction du genou, cette traction élastique a pour but de tenir constamment l'équinisme en correction, même lorsqu'il a une tendance à se reproduire; ou bien on peut employer les différents souliers orthopédiques, qu'on fait pour le pied bot, varus équin ordinaire. De tous ces souliers, nous préférons le soulier à traction élastique de Sayre. Pour la description détaillée de ces souliers, qui sont aussi nombreux que les auteurs, on peut se rapporter au *Traité pratique de chirurgie orthopédique* de Redard.

Une fois qu'on a appliqué le tuteur, on doit se préoccuper de régler la marche. Au début, le malade doit essayer de se tenir debout, soutenu par un ou deux aides, par des béquilles, ou mieux par l'ingénieux chariot à roulettes et à béquilles montant et descendant à volonté.

D'une manière générale, au début, on laisse marcher les petits malades avec leur appareil sans donner de mobilité aux jointures fémoro-tibiales ou tibio-tarsiennes ; les articulations coxo-fémorales sont seules libres.

Toutefois, quand les enfants présentent de la tendance à la projection du corps en avant, il vaut mieux enraidir les hanches et donner de la liberté aux genoux.

Après quelques jours d'exercices, les jointures se dégourdissent, la plante du pied s'aplanit, c'est le bord interne du pied, fortement courbé, qui résiste le plus longtemps.

Dès que l'enfant est assez habitué à son appareil pour pouvoir faire quelques pas, on le renvoit chez lui en lui prescrivant de le garder jusqu'à ce qu'il soit capable de marcher sans appui d'aucune sorte.

Si l'enfant a les membres inférieurs très faibles pour qu'il ne puisse pas porter le poids du corps, on doit employer, outre les tuteurs, les différents chariots que nous avons énumérés en traitant la méthode de MM. Redard et Paul Bezançon. De telle sorte que l'enfant est fixé sous les épaules et qu'alors on n'a plus qu'à lui apprendre les mouvements coordonnés des membres inférieurs. (M. Vincent a employé dans l'observation XXI le tricycle pour la coordination des mouvements des membres inférieurs. Nous avons reçu des nouvelles de ses parents en juillet 1899 : ils nous écrivent que l'enfant marche très bien, sans aucune gêne et ne se fatigue pas).

Une fois que cela est fait, il faut continuer avec les années l'éducation méthodique des membres combinée avec le massage, les frictions, pour pouvoir faire disparaître l'atrophie musculaire, ou plutôt donner de la force aux muscles. Nous attachons à tous ces soins consécutifs, après l'opération, la plus haute importance.

Pendant tout le séjour des petits malades à l'hôpital, et même après leur sortie, on fera bien de combiner leur traitement orthopédique avec un traitement médical bro · muré et ioduré qui a une influence favorable sur la marche générale de l'affection.

D'ailleurs, la thérapeutique chirurgicale varie suivant les cas, et nous ne croyons pouvoir mieux faire pour rester conforme à la vérité, que de relater une série de vingt-six observations et de voir quel est l'ordre d'intervention suivant les cas. C'est ce qui est le plus instructif au point de vue pratique, ces observations donneront une idée des différentes méthodes qu'on doit employer dans des cas divers et des résultats qu'on a obtenus par l'emploi de ces méthodes.

CHAPITRE III

RÉSULTATS ÉLOIGNÉS
DU TRAITEMENT CHIRURGICAL ET ORTHOPÉDIQUE

L'examen rigoureux des observations, les renseignements fournis plusieurs années après le départ des petits malades nous donnent les résultats suivants dans la grande majorité de cas :

1° *Une amélioration immédiate au point de vue de la motricité.* — Des enfants, arrivés à l'hôpital sans pouvoir se tenir debout, ni faire un pas, sont capables à leur départ, c'est-à-dire après quelques semaines de traitement, de se tenir debout et de marcher un peu, sans doute à l'aide d'un appareil, mais peut-on demander mieux à des enfants qui n'ont jamais marché ?

2° *Une amélioration progressive et rapide de la marche après la sortie de l'hôpital.* — Comme nous allons le voir dans un instant, en analysant nos observations une par une, un certain nombre d'opérés ont pu, un an après l'opération, s'amuser avec les autres enfants et marcher aussi bien qu'eux, et ces résultats ont persisté deux, trois, six, sept, huit, neuf ans après l'opération ; on voit même qu'avec les années l'amélioration progresse.

C'est une preuve que le résultat constaté huit à dix ans après l'opération sera le résultat définitif.

3° *Enfin un retentissement favorable sur l'état général*. — La plupart des petits malades soignés pour une maladie de Little par M. Vincent sont actuellement en bonne santé, et leur développement intellectuel a subi un véritable coup de fouet du fait de l'intervention.

Pour pouvoir se prononcer sur une méthode orthopédique quelconque, il ne suffit pas d'avoir de bons résultats immédiats, mais il faut revoir les malades dix ou quinze ans après l'opération, et surtout dans des opérations orthopédiques.

Nous pensons qu'il sera très instructif de consacrer ce chapitre à l'étude des résultats éloignés des opérés de maladie de Little, et après avoir écrit ou vu un certain nombre de malades opérés par M. Vincent de 1890 à 1896 et par M. Nové-Josserand de 1897 à 1898, nous avons des résultats dans un certain nombre de cas, qui datent de neuf ans. Par conséquent, de cette manière nous pouvons nous prononcer d'une façon affirmative sur la valeur de la méthode que nous avons exposée au chapitre II.

Prenons les observations une par une et voyons dans quel état se trouvent les malades actuellement.

L'observation I est celle d'une malade atteinte d'une maladie de Little de moyenne intensité. Au moment de son entrée, la marche était impossible. Le 30 juillet 1890 M. Vincent a pratiqué des deux côtés la section sous-cutanée du tendon d'Achille, l'immobilisation a duré un mois.

Après l'enlèvement du plâtre les pieds étaient redressés

et l'enfant pouvait faire quelques pas en s'aidant de béquilles. On lui a appliqué un double tuteur orthopédique.

Résultats éloignés (fournis en 1890), presque aussitôt sortit de l'hôpital, l'enfant a quitté son appareil parce qu'il le blessait et l'a remplacé par des béquilles.

Elle marche facilement avec ses béquilles, appuie bien sur le talon, aussi bien que sur la partie antérieure de la plante.

Résultats éloignés (fournis en juin 1899). L'enfant marche très bien, mais il faut qu'elle se serve toujours de ses béquilles, aucune déformation des membres ne s'est reproduite depuis l'opération. Nous avons dans ce cas une amélioration notable, mais pas une guérison puisque l'enfant ne peut pas marcher toute seule. Cela est dû probablement à ce que l'enfant n'a pas pu porter son appareil et l'éducation a été impossible dans pareil cas. L'enfant une fois sortie de l'hôpital a repris ses béquilles et depuis n'a été l'objet à aucun soin consécutif. Voilà la cause à laquelle est due la guérison incomplète.

L'observation II est celle d'un malade de six ans atteint de la maladie de Little, avec impossibilité absolue de la marche et de la station debout, rigidité des membres, cuisses en adduction, jambes en flexion, pieds en varus équin, rétraction de tendon d'Achille. Intelligence très peu développée, l'enfant ne comprend aucune question et pousse seulement des cris plaintifs.

On pratique au mois de mars 1892, la section sous-cutanée du tendon d'Achille et puis immobilisation pendant un mois.

Résultats immédiats. — En mai 1892, l'enfant part

avec des tuteurs. La rigidité spasmodique a complètement cessé. Avec un faible soutien, l'enfant peut se tenir debout et commence à marcher. L'état intellectuel s'améliore, l'enfant ne fait que rire d'un air un peu idiot.

Résultats éloignés (fournis par les parents en mai 1896). Après la sortie de l'hôpital, l'amélioration progressait. L'enfant marchait avec son appareil, pourvu qu'on l'aidât un peu en lui tenant la main.

Son idiotie avait diminué, il reconnaissait les personnes qui le soignaient, etc.

Mort, le 4 juillet 1894, c'est-à-dire plus de deux ans après sa sortie de l'hôpital, de cause inconnue. Nous voyons que dans ce cas nous avions à faire à une forme cérébro-spinale très grave. Mais cela n'empêche pas, qu'on a eu une certaine amélioration.

Nous ne sommes pas partisan d'intervenir dans des cas très graves où l'enfant ne comprend rien et où il ne sent pas le besoin de pouvoir marcher et ne donne de lui-même aucun effort et aucune coordination pour la marche.

L'observation III est celle d'une malade de sept ans atteinte de la maladie de Little. Flexion des cuisses sur le bassin, adduction très marquée, flexion des jambes sur les cuisses. Pied varus équin très marqué. Marche sautillante très mal assurée. Les pieds ne reposent sur le sol que par leur extrémité antérieure. Corps penché très en avant. Intelligence très obtuse. M. Vincent pratique, le 14 octobre 1892, la section des tendons d'Achille la section des adducteurs. Immobilisation. L'enfant quitte l'hôpital avec un tuteur.

Résultats éloignés (10 juin 1896). — Les parents écrivent que leur enfant va aussi bien que possible. Elle a porté l'appareil jusqu'à ce qu'il soit devenu trop petit pour elle. L'enfant marche bien. Au membre inférieur gauche, le résultat est parfait. Quant au membre inférieur droit, il aurait, au dire des parents, trop de tendance à reposer sur le sol, surtout par le talon, ce qui ferait un peu boiter l'enfant, surtout quand elle marche sans souliers.

Résultats éloignés (8 juin 1899 par une lettre). — Ses parents disent que le pied gauche est parfait, le pied droit est un peu faible et en légère flexion, l'enfant ne touche le sol qu'avec le talon. Le genou du côté droit fléchit facilement, tout cela la fait boiter un peu. Par conséquent, les bons résultats persistent sept ans après l'opération, ce sera probablement le résultat définitif.

L'observation IV est celle d'un malade de cinq ans opéré par M. Vincent le 13 décembre 1893. Il marchait très difficilement, varus équin. On a redressé le pied qui était en équinisme très marqué. Immobilisation pendant un mois, le 13 janvier 1894, il part avec son tuteur pouvant marcher.

Résultats éloignés (fournis par les parents en avril 1896). — L'enfant marche sans appareil depuis le mois d'octobre 1895. Il a pris, depuis cette époque, l'habitude de marcher en tenant les pieds complètement ouverts. Sa marche est la même que celle des autres enfants de son âge, elle est seulement plus lente et l'enfant se fatigue plus vite.

Résultats éloignés (fournis par une lettre de ses parents en juin 1899). — L'enfant marche très bien, mais seulement le pied gauche est tourné en dehors, il semble qu'il y a une déviation dans l'articulation du genou, car lorsque l'enfant monte sur une échelle, le pied ne peut pas se placer dans le plan vertical avec la jambe, il reste toujours en dehors. Depuis quatre ans il marche sans aucun appareil.

Dans ce cas nous avons une guérison complète.

L'observation V est celle d'un malade de huit ans, l'enfant n'a jamais pu marcher, équinisme très marqué, cuisses en adduction. Intelligence très faible. Opéré par la même méthode en 1893.

Résultats éloignés (juin 1896).

L'enfant peut exécuter des exercices de marche, mais il a toujours son appareil, la tendance des cuisses à l'adduction reparaît.

Résultats éloignés (fournis par une lettre de ses parents en juin 1899).

Il marche difficilement tout seul. L'adduction des cuisses est revenue. On a une voûte plantaire très accentuée.

L'observation VI est celle d'une malade de six ans. Marche et station debout sont impossibles. M. Vincent pratique au mois de novembre 1893 la ténotomie des tendons d'Achille et la rupture des adducteurs. Le 3 février 1894, l'enfant porte un appareil orthopédique. Elle marche très bien avec cet appareil. Les genoux tendent toujours à se rapprocher un peu, mais cette tendance à l'adduction est combattue par l'appareil. En somme, amélioration considérable. Les pieds ne présentent aucune déformation ; dans la marche ils reposent normalement sur le sol. L'enfant part le 10 mars 1894 marchant très bien, avec son appareil.

Résultats éloignés (fournis par une lettre en juillet 1899).

Elle marche très bien, disent les parents, mais quand la

jambe bute contre un obstacle, la malade ressent une douleur au pied. Dans ce cas, nous pouvons dire aussi que nous avons une guérison complète.

L'observation VII est celle d'une fille de sept ans. Marche et station debout impossibles. Adduction des cuisses, jambes en adduction, pied varus équin. On lui pratique, le 12 janvier 1895, la ténotomie du tendon d'Achille, rupture des adducteurs. Immobilisation pendant un mois.

On lui applique le tuteur avec le corset.

Résultats éloignés (l'enfant revient se montrer le 10 juillet 1895). — Sa marche s'effectue facilement avec l'appareil, mais si on lui fait quitter l'appareil, les jambes de la malade faiblissent, ne la soutiennent que d'une manière insuffisante et semble presque se dérober sous elle. — Persistance des raideurs articulaires qui disparaîtront par le massage.

Nous n'avons pas pu avoir son adresse pour savoir les résultats éloignés de l'opération, mais il y avait déjà une certaine amélioration en juillet 1895, par conséquent il est probable que l'amélioration a progressé.

L'observation VIII est celle d'un garçon de neuf ans. Marche et station debout impossibles. Pied en varus équin. Intelligence inférieure. M. Vincent pratique le 8 avril 1895 la ténotomie des tendons d'Achille.

Immobilisation. Départ le 14 juillet avec un appareil orthopédique.

Résultats éloignés (juin 1896). — Les parents écrivent que l'enfant se porte très bien. Il marche, mais jusqu'ici il a conservé son appareil, que les parents n'ont pas encore fait quitter.

Résultats éloignés (fournis par une lettre de ses parents

en juillet 1899). — L'enfant a quitté son appareil à la fin de l'année 1896, mais il marche difficilement. Dans ce cas nous avons seulement une amélioration.

L'observation IX est celle d'une fille de dix ans atteinte d'une forme grave. Opérée le 25 mai 1895. Intelligence très peu développée.

Résultats éloignés (vue en juillet 1896). — La malade marche actuellement, mais elle a son appareil encore, elle s'appuie sur les objets environnants. Bonne santé générale. Intelligence très améliorée. L'enfant peut maintenant causer avec ses parents, comprendre ce qu'on lui dit et s'amuser avec les autres enfants.

Résultats éloignés (vue en juillet 1899). — La malade ne peut pas marcher toute seule, il faut la soutenir sous les épaules. Elle reste tout le temps dans un fauteuil et ne bouge jamais. L'idiotie a complètement disparu, mais la marche a plutôt régressé à cause probablement du manque d'éducation. Les membres inférieurs sont atrophiés. Nous pensons qu'il ne faut pas intervenir dans des cas si graves. Si l'on intervient, il faut prendre des soins consécutifs pendant très longtemps.

L'observation X est celle d'un malade de six ans, atteint d'une maladie de Little d'intensité moyenne.

On l'a traité par la suspension et au bout de quelques mois, il pouvait faire quelques pas, tandis qu'auparavant il ne pouvait pas se tenir debout. On avait une amélioration très marquée, mais les parents ont emmené leur enfant malgré les bons résultats commençants.

Depuis on n'a jamais eu de ses nouvelles.

L'observation XI est celle d'un garçon de douze ans.

Le 9 décembre 1895, M. Vincent pratique des deux côtés la section sous-cutanée du tendon d'Achille, des tendons des muscles demi-tendineux, demi-membraneux et droit interne. A droite, il fait en plus la section du tendon du biceps. L'enfant part avec un double tuteur, sa marche est facile à condition que l'enfant soit un peu soutenu.

Résultats éloignés (fournis par ses parents en juillet 1899). — L'enfant se porte très bien, il a beaucoup grossi, mais ses jambes redressés et en bonne position sont faibles. Il ne peut pas marcher. La cause tient peut-être à ce qu'il n'a pu porter son appareil que quelques jours seulement. Nous avons une amélioration, mais il n'a pas pu marcher parce qu'on ne lui a jamais appris à marcher avec son appareil.

L'observation XII est celle d'un malade de sept ans. Marche impossible. Cuisses en adduction, flexion des cuisses sur le bassin et des jambes sur les cuisses. Pieds en varus équin. Le 19 janvier 1895, M. Vincent pratique la section des deux tendons d'Achille et des tendons de la patte d'oie, à droite en plus la section du biceps.

Résultats éloignés. — M. Vincent a revu le malade quelques mois après l'opération, il marchait facilement avec son appareil orthopédique. Nous avons ici une amélioration très marquée.

Dans l'observation XIII, nous n'avons pas de renseignements sur les résultats de l'opération.

Dans l'observation XIV, publiée par M. Lebrun, nous avons une guérison complète, l'enfant marche très bien sans aucun appareil un an après l'opération.

Dans l'observation XV, appartenant aussi à M. Lebrun, l'enfant ne pouvait pas marcher avant l'opération et quelques mois après, il marchait très bien avec son appareil orthopédique.

L'observation XVI appartient au même auteur ; c'est celle d'un garçon de quatre ans. Quelques mois après, l'enfant passait la plus grande partie de la journée dans son chariot flammand, et y marchait avec assez de facilité. Dans ce cas, nous avons une amélioration très marquée.

Du grand nombre d'observations que possèdent MM. Redard et Paul Bezançon, ils n'ont publié que quatre.

Dans l'observation XVII, nous avons une guérison complète.

Dans l'observation XVIII, qui est une maladie de Little assez grave, ces auteurs ont obtenu une amélioration manifeste.

Dans l'observation XIX, nous avons une guérison complète, constatée deux ans après l'opération. L'enfant allait à l'école et suivait les classes.

Dans l'observation XX, l'enfant a été opéré en 1894 et est revenu en 1898 ; il pouvait faire 2 kilomètres à pied, et allait régulièrement à l'école.

L'observation XXI, appartient à M. Vincent ; c'est celle d'un garçon qu'il a opéré en janvier 1897, et à qui il a ordonné le tricycle pour la coordination des mouvements. Ce malade a été présenté à la Société de médecine de Lyon, faisant du tricycle.

Résultats éloignés (fournis par une lettre de ses parents en juillet 1899). — L'enfant marche actuellement très bien et sent ses jambes assez fortes. Celles-ci sont en bonne position.

L'observation XXII est celle d'un garçon de onze ans, opéré par M. Nové-Josserand en décembre 1898.

Résultats éloignés (fournis par une lettre en juillet 1899). — L'enfant marche très bien, mais de temps en temps il tombe parce que ses jambes ne sont pas bien fortes.

L'observation XXIII est celle d'un garçon de quatre ans opéré par M. Nové-Josserand en février 1899.

Résultats éloignés (fournis par une lettre de ses parents en juillet 1899). — La marche progresse toujours, mais doucement. Il peut marcher étant soutenu. Il se tient debout devant une chaise, ce qu'il ne faisait pas autrefois. Nous avons une amélioration notable et il faut croire que cette amélioration progressera encore.

L'observation XXIV est celle d'une petite fille de sept ans opérée par M. Nové-Josserand en octobre 1897.

Résultats éloignés (fournis par une lettre de ses parents en juin 1899). — D'après ce que disent les parents, il y a une amélioration, l'enfant n'appuie plus sur la pointe du pied comme elle faisait auparavant. Elle marche avec des béquilles parce que ses jambes ne sont pas assez fortes pour supporter le poids de son corps.

L'observation XV est celle d'une petite fille de trois ans opérée par M. Nové-Josserand en juin 1899. Au point de vue des résultats, nous ne pouvons rien dire, parce qu'elle est encore dans son plâtre.

Enfin l'observation XXVI est celle de notre malade, opérée par M. le professeur Ollier, le pied droit le 5 mai 1899, le pied gauche le 27 mai 1899. Elle garde encore son plâtre à cause de l'astragalectomie double, qui demande une immobilisation plus longue.

Après l'exposé ci-dessus des résultats éloignés que nous avons pu avoir plusieurs années après l'opération, sur vingt-quatre de nos observations nous pouvons donner la statistique suivante : Nous avons dans dix cas une guérison complète. Dans douze cas une amélioration très marquée et dans deux cas seulement le traitement orthopédique et chirurgical n'a presque rien donné.

Signalons enfin deux malades atteints de maladie de Little, qui ont été opérés par M. le professeur Ollier, il y a cinq ou six ans, et qui marchaient très bien après l'intervention ; malheureusement nous n'avons pas pu trouver leurs observations.

Par conséquent, nous sommes autorisé à conclure : qu'il faut intervenir dans tous les cas de maladie de Little d'intensité moyenne ou faible, c'est-à-dire dans la forme la plus simple des différentes diplégies cérébrales.

C'est le type Little-Brissaud que nous avons décrit, et qu'en appliquant la méthode générale de traitement chirurgical nous aurons presque toujours de bons résultats. Quant aux cas graves, le traitement chirurgical ne donne que très peu de résultats, et nous pensons qu'il faut soigner l'enfant sans intervenir, contentons-nous, dans ces cas seulement, du traitement médical qui ne donnera dans ces formes rien non plus.

CHAPITRE IV

OBSERVATIONS

OBSERVATION I
(M. Vincent, *Revue d'Orthopédie*, 1896).

Affection tabéto-spasmodique infantile.— Section des tendons d'Achille. — Redressement. — Immobilisation.— Tuteur orthopédique. — Amélioration des troubles moteurs.

S. L..., onze ans, entrée le 22 juillet 1890, sortie le 15 septembre 1890.

Troubles moteurs persistants dès la plus tendre enfance, au dire des parents. Contractures marquées des membres inférieurs. Adduction des cuisses très accentuée, pieds en varus équin. Réflexes rotuliens exagérés. Trépidation épileptoïde. Marche impossible, sauf avec des béquilles; la malade peut alors faire quelques pas, en projetant en avant ses membres inférieurs.

30 juillet 1890. — M. Vincent pratique des deux côtés la section sous-cutanée des tendons d'Achille. Immobilisation des membres inférieurs en extension et des pieds en flexion sur les jambes au moyen d'une double attelle plâtrée latérale.

1er septembre 1890.— On enlève l'appareil plâtré. Les membres sont en bonne position. L'enfant peut marcher en s'aidant avec des béquilles. On lui applique un double tuteur orthopédique.

Résultats éloignés (fournis par une lettre des parents en juin 1896). — Presque aussitôt sortie de l'hôpital l'enfant a quitté son appareil orthopédique, parce qu'il la blessait et l'a remplacé par des béquilles. Actuellement elle marche beaucoup plus facilement, et appuie sur les talons aussi bien que sur la partie antérieure de la plante.

Elle serait sujette à de fréquentes crises nerveuses.

Résultats éloignés (fournis par une lettre des parents en juin 1899). — L'enfant marche très bien, mais il faut qu'elle se serve toujours de ses béquilles. Aucune déformation des pieds, des jambes, des cuisses ne s'est reproduite depuis l'opération. L'amélioration continue, mais nous n'avons pas une guérison complète parce que l'enfant a quitté son tuteur et on n'a pas continué l'éducation méthodique desmembres.

Observation II

(M. Vincent, *Revue d'Orthopédie*, 1896.)

Maladie de Little à forme cérébro-spinale. — Ténotomie des tendons d'Achille. — Immobilisation dans une gouttière plâtrée. — Amélioration rapide. — Mort de cause inconnue deux ans après sa sortie de l'hôpital.

C. P..., six ans, entré le 10 mars 1892.

Impossibilité absolue de la marche et de la station debout.

Rigidité accentuée des membres inférieurs. Cuisses en adduction, jambes en flexion sur les cuisses, pieds en varus équin, allongés sur les jambes, les pointes tournées en dedans. Rétraction des tendons d'Achille.

Rigidité spasmodique moins marquée aux membres supérieurs. Mouvements choréo-athétosiques des doigts.

Pas d'atrophie musculaire. Pas de troubles de la sensibilité. Réflexes très exagérés. Une légère percussion du tendon rotulien détermine une série de secousses intenses.

Par intervalles, contraction des muscles de la face, donnant lieu à une grimace spéciale.

Intelligence très peu développée. L'enfant ne comprend aucune question et pousse seulement des cris plaintifs.

Persistance de cet état depuis la naissance de l'enfant.

Traitement. — M. Vincent pratique la section sous-cutanée des tendons d'Achille, et immobilise les deux membres inférieurs en bonne position dans une gouttière plâtrée.

Résultats immédiats. — En mai 1892, l'enfant part avec des tuteurs. La rigidité spasmodique a complètement cessé, tant aux membres supérieurs qu'aux membres inférieurs. Avec un faible soutien l'enfant peut se tenir debout et commence à marcher.

L'état intellectuel s'améliore et au lieu de pousser des cris plaintifs continus, comme il l'avait fait jusqu'ici, cet enfant paraît être devenu assez gai et ne fait plus que rire, d'un air un peu idiot.

Résultats éloignés (fournis par les parents en mai 1896). — Après la sortie de l'hôpital, amélioration progressive. L'enfant marchait avec son appareil, pourvu qu'on l'aidât un peu en lui tenant la main. Son idiotie avait diminué, il reconnaissait les personnes qui le soignaient, etc.

Mort le 4 juillet 1894, c'est-à-dire plus de deux ans après la sortie de l'hôpital. Pas de détails sur ce décès.

OBSERVATION III

(M. Vincent, Revue d'Orthopédie, 1896).

Maladie de Little. — *Ténotomies multiples.* — *Départ avec un tuteur orthopédique.* — *Bons résultats éloignés.* — *Guérison à peu près complète.*

L. B..., sept ans et demi. Entrée le 11 octobre 1892.

Début de l'affection dès la plus tendre enfance, au dire des parents.

Actuellement les cuisses sont légèrement fléchies sur le bassin et en adduction très marquée, collées l'une contre l'autre ; saillie très accentuée des muscles adducteurs au niveau de la face interne de la cuisse.

Jambes fléchies sur les cuisses et pieds en extension sur les jambes. Equinisme très marqué. Marche sautillante, très mal assurée. L'enfant soulève fortement les jambes en l'air et les laisse retomber brusquement sur le sol ; pendant la marche les pieds ne reposent sur le sol que par leur extrémité antérieure, ils sont en adduction.

Le bassin ayant basculé sur son axe transversal par suite de la contracture des muscles fléchisseurs de la cuisse, le corps de l'enfant se trouve assez penché en avant ; elle est obligée de précipiter sa marche pour corriger ce déplacement du centre de gravité.

Intelligence très obtuse.

14 octobre. — M. Vincent pratique, sous anesthésie, la section des tendons d'Achille et des tendons qui maintiennent l'adduction des cuisses. Redressement des membres inférieurs.

Immobilisation dans un appareil plâtré. Quelques semaines plus tard, l'enfant quitte l'hôpital avec un tuteur orthopédique.

Résultats éloignés (10 juin 1806). — Les parents écrivent que leur enfant va aussi bien que possible. Elle a porté l'appareil jusqu'à ce qu'il soit devenu trop petit pour elle.

A l'ablation de l'appareil, résultat satisfaisant. Actuellement l'enfant marche bien. Au membre inférieur gauche, le résultat est parfait. Quant au membre inférieur droit, il aurait, au dire des parents, trop de tendance à reposer sur le sol, surtout par le talon, ce qui ferait un peu boiter l'enfant, surtout quand elle marche sans souliers.

Résultats éloignés (fournis par une lettre de ses parents en juin 1800). — Ils disent que le pied gauche est parfait, le pied droit est un peu faible et en légère flexion. L'enfant ne touche le sol avec ce pied que par le talon. Le genou du côté droit fléchit facilement. Tout cela l'a fait boiter un peu en marchant. Par conséquent nous avons dans ce cas presque une guérison complète.

OBSERVATION IV

(M. Vincent, *Revue d'orthopédie*, 1896).

*Affection tabéto-spasmodique infantile. — Immobilisation
dans un plâtre, puis port d'un tuteur orthopédique. —
Guérison.*

E. P..., cinq ans. Entré le 5 décembre 1893, sorti le 13 janvier
1894.

L'enfant dit que sa démarche a toujours été très difficile et disgracieuse, qu'il était obligé de faire de grands pas pour marcher.

En effet, sa démarche est spasmodique ; il jette les pieds en
avant et en dehors et chancelle fréquemment. Impossible de mettre
les pieds à angle droit sur la jambe.

Les pieds sont en varus équin.

Pas d'atrophie musculaire apparente, intelligence médiocrement
développée.

13 décembre 1893. — Appareil plâtré à chaque jambe pour
mettre le pied à angle droit sur la jambe.

11 janvier 1894. — On donne à l'enfant des tuteurs. Il peut
marcher avec des tuteurs, quoiqu'en ayant peu l'habitude.

13 janvier 1894. — Départ en bon état avec des appareils. Il
marche bien et ne chancelle plus.

Résultats éloignés (fournis par les parents en avril 1896).

Etat général excellent. Bonne mine, bon appétit.

L'enfant marche sans appareil depuis le mois d'octobre 1895. Il
a pris, depuis cette époque, l'habitude de marcher en tenant les
pieds complètement ouverts. Sa marche est la même que celle des
autres enfants de son âge, elle est seulement plus lente.

Résultats éloignés (fournis par une lettre de ses parents en juin
1896). L'enfant marche très bien, mais seulement le pied gauche est
tourné en dehors ; il semble qu'il y a une déviation dans l'articulation du genou, car lorsque l'enfant monte sur une échelle, le pied
ne peut pas se placer dans le plan vertical avec la jambe, il reste

toujours en dehors. Depuis quatre ans, il marche sans aucun appareil.

Observation V (très abrégée).

(M. Vincent, *Revue d'orthopédie*, 1896).

Maladie de Little. — Section des tendons d'Achille. — Immobilisation. — Appareil orthopédique. — Amélioration consécutive.

Fernand Gh..., huit ans. Entré le 14 août 1893, sorti le 3 septembre 1893.

L'enfant n'a jamais pu marcher seul. Actuellement, si on le soutient, il peut faire quelques petits pas, mais en n'appuyant sur le sol que l'extrémité antérieure des pieds.

Rigidité spasmodique très marquée, surtout aux membres inférieurs. Pied esquin très accentué. Cuisses en adduction.

Intelligence très diminuée.

16 août. — M. Vincent pratique la ténotomie des tendons d'Achille. Immobilisation en bonne position, au moyen des deux demi-bottes plâtrées.

L'enfant part avec un appareil et un traitement général (thyroïdine, iodure et bromure de K.)

Résultats éloignés (Juin 1896). — L'enfant peut exécuter des exercices de marche, mais il a toujours son appareil orthopédique. Quand on enlève l'appareil, la tendance des cuisses à l'adduction reparaît.

État général bon.

Résultats éloignés (fournis par une lettre de ses parents en juin 1896). — Il marche difficilement tout seul, il faut pour cela le soutenir sous les épaules. L'adduction des cuisses a réapparu. Le pied forme une voûte plantaire; au dire des parents, « le pied est tout rond ».

OBSERVATION VI

(M. Vincent, *Revue d'orthopédie*, 1896).

Maladie de Little. — Ténotomie des tendons d'Achille. — Rupture des adducteurs. — Gouttière plâtrée, puis appareil orthopédique. — Amélioration considérable et rapide.

Louise G..., sept ans, entrée le 9 novembre 1893, sortie le 19 mars 1894.

La marche et la station debout sont très difficiles, pour ne pas dire impossibles.

Dans la marche, les deux genoux frottent l'un contre l'autre et passent l'un au-devant de l'autre et se croisent en X.

Flexion des cuisses sur le bassin. Adduction très marquée des deux cuisses.

Flexion des jambes sur les cuisses. Rétraction des deux tendons d'Achille. Double pied bot varus équin. Dans la station debout, les pieds ne touchent le sol que par leurs pointes. A la palpation des membres, on constate que les contractures musculaires sont surtout accentuées au niveau des adducteurs de la cuisse et des muscles gastro-cnémiens.

11 novembre. — Anesthésie. Les contractures musculaires ne disparaissent pas sous l'influence du sommeil anesthésique.

M. Vincent produit des ruptures musculaires par la percussion manuelle, au niveau des muscles adducteurs et des mouvements forcés des cuisses sur le bassin.

Section des deux tendons d'Achille. Appareil plâtré, prenant le bassin et les membres inférieurs, les cuisses étant maintenues écartées, les pieds à angle droit sur les jambes et en position normale.

3 février 1894. — L'enfant porte actuellement un appareil orthopédique. Elle marche très bien avec cet appareil. Les genoux tendent toujours à se rapprocher un peu, mais cette tendance à

l'adduction des cuisses est combattue par l'appareil. En somme, amélioration considérable. La rigidité spasmodique des membres inférieurs a notablement diminué; quant à la déviation des pieds, elle a totalement disparu. Dans la marche, les pieds reposent normalement sur le sol.

10 mars 1894. — La malade part avec ses appareils, marchant très bien.

Résultats éloignés (fournis par une lettre en juillet 1800). — Elle marche très bien; mais, disent les parents, quand la jambe butte contre un obstacle, la malade ressent une douleur au pied.

Guérison à peu près complète.

OBSERVATION VII

(M. Vincent, Revue d'orthopédie, 1806).

Maladie de Little avec mouvements athétosiques. — Ténotomie des tendons d'Achille. — Rupture des adducteurs. — Immobilisation en abduction dans une gouttière plâtrée, puis port d'un appareil orthopédique. — Amélioration consécutive.

Marie B.., sept ans, entrée le 5 décembre 1804, sortie le 7 mai 1895.

A l'arrivée de la petite malade, on constate que la marche, la station debout sont impossibles. Les cuisses sont en adduction, les genoux rapprochés l'un de l'autre, les jambes en abduction, les pieds en varus équin.

Toutefois, quand on soutient la malade, elle peut faire quelques pas, en projetant violemment les jambes en avant.

Réflexes tendineux exagérés.

Aux membres supérieurs, la motilité est moins atteinte; toutefois, les doigts sont maladroits et présentent des mouvements athétosiques.

Pas d'arrêt de développement de l'intelligence.

M. P.	6

12 janvier 1895. — M. Vincent constate aux membres inférieurs des contractures très accentuées. Pas d'atrophie.

On note de l'intertrigo inguinal dû à l'adduction permanente des cuisses.

Opération, section des deux tendons d'Achille, permettant entre les deux bouts du tendon sectionné un écartement d'environ 2 centimètres.

Puis les cuisses étant mises en abduction forcée, M. Vincent se sert de la percussion manuelle, c'est-à-dire de la percussion avec le bord cubital de la main au niveau des muscles adducteurs, pour rompre les fibres musculaires qui s'opposent à l'abduction des cuisses.

Enfin, on dispose la petite malade dans une grande gouttière plâtrée double, qui maintient les cuisses dans l'abduction exagérée, les jambes étendues sur les cuisses, et les pieds en flexion sur les jambes.

20 février. — On enlève l'appareil plâtré.

L'abduction des deux cuisses est maintenant possible. On met à l'enfant un corset avec deux tuteurs et un système de vis abductrices.

Résultats éloignés (10 juillet 1895). — L'enfant revient se montrer. La marche s'effectue facilement avec l'appareil. Mais si on lui fait quitter son appareil, les jambes de la malade faiblissent, ne la soutiennent que d'une manière insuffisante et semblent presque se dérober sous elle.

Persistance des raideurs articulaires qui disparaîtront par le massage.

OBSERVATION VIII (très abrégée).

(M. Vincent, *Revue d'orthopédie*, 1896).

Affection tabéto-spasmodique infantile. — Ténotomie des tendons d'Achille. — Immobilisation. — Appareil orthopédique. — Amélioration consécutive de la motricité.

F. T.., neuf ans. Entré le 31 décembre 1894, sorti le 15 juillet 1895.

Marche et station debout impossibles.

Pied en varus équin ; l'enfant ne peut pas appuyer sur le sol par les talons ; il marche assez facilement à quatre pattes, les pieds reposant toujours sur le sol, par leur pointe tournée en dedans.

Réflexes exagérés.

Intelligence très inférieure.

8 avril 1895. — Section des deux tendons d'Achille. Immobilisation dans une gouttière plâtrée.

13 mai 1895. — On a enlevé le plâtre. Les mouvements reviennent progressivement.

14 juillet 1895. — Départ avec un appareil orthopédique.

Résultats éloignés (juin 1890). — Les parents écrivent que l'enfant se porte très bien actuellement.

L'enfant marche, mais jusqu'ici il a conservé son appareil que les parents n'ont pas encore fait quitter.

Résultats éloignés (fournis par les parents en juillet 1800). L'enfant marche difficilement, il reste presque tout le temps assis. Amélioration.

OBSERVATION IX

(M. Vincent, *Revue d'orthopédie*, 1896).

Affection tabéto-spasmodique infantile. — Section des tendons d'Achille. — Tuteur orthopédique. — Amélioration consécutive.

G. M..., dix ans et demi. Entrée le 13 mai 1895, sortie le 17 août 1895.

Troubles moteurs progressivement accrus, ayant débuté au dire des parents, après une fièvre éruptive dans la première enfance.

Actuellement les cuisses sont en adduction et en flexion sur le bassin, les pieds sont en varus équin. Les genoux font face en dedans, de telle sorte que les deux jambes abandonnées à elles-mêmes délimitent un espace ovoïde, dont les deux extrémités de l'axe vertical ont supérieurement le point de contact des deux genoux, et, inférieurement, celui des deux gros orteils.

Marche impossible. Réflexes exagérés.

Intelligence peu développée.

Etat général satisfaisant.

25 mai 1895. — Sous-anesthésie, section des tendons d'Achille, puis immobilisation des pieds en bonne position au moyen d'appareils plâtrés.

17 août 1895. — Départ avec un double tuteur orthopédique.

Résultats éloignés (vue en mai 1896). — La malade marche actuellement, mais a conservé son tuteur, s'appuie encore aux objets environnants.

Bonne santé générale.

Intelligence très améliorée. L'enfant peut maintenant causer avec ses parents, comprendre ce qu'on lui dit et s'amuser avec les autres enfants.

Résultats éloignés (vue en juillet 1899). — La malade ne peut pas marcher toute seule, il faut la soutenir sous les épaules. Elle resto tout le temps dans un fauteuil et ne bouge jamais. L'idiotie a complétement disparu, mais la marche a plutôt regressé à cause du manque d'éducation. Les membres inférieurs sont atrophiés.

OBSERVATION X

(M. Vincent. *Revue d'orthopédie*, 1896.)

Affection tabéto-spasmodique infantile. — Amélioration notable par la suspension.

P. C..., six ans. Entré le 6 juin 1895, sorti le 15 juillet 1895. Troubles nerveux, ayant débuté à l'âge de dix mois, à la suite de convulsions, au dire des parents, et sont allés depuis en s'accentuant.

Actuellement cuisses fléchies sur le bassin, jambes fléchies sur les cuisses, station verticale impossible sans appui, les jambes de l'enfant se dérobent sous lui. S'il essaie de marcher avec un soutien, il lance ses jambes d'une façon désordonnée.

Les membres supérieurs sont maladroits.

Réflexes exagérés.

Intelligence très diminuée. Bon état général.

16 juin 1895. — On institue comme traitement la suspension par séances quotidiennes de cinq minutes chacune.

25 juin 1895. — La station verticale jusqu'ici impossible sans appui est maintenant possible. Les jambes ne se dérobent plus sous le malade comme autrefois.

Marche toujours impossible.

1er juillet 1895. — On a continué la suspension.

Amélioration sensible. L'enfant fait quelques pas avec un léger soutien, mais se fatigue très vite.

5 juillet. — L'enfant qui, à son entrée, ne pouvait se tenir debout, même en se cramponnant à son lit avec les mains, en fait actuellement le tour tout seul, en s'aidant un peu des barreaux.

Réflexes toujours exagérés.

15 juillet 1895. — L'enfant est amené prématurément, malgré les bons résultats commençants.

Depuis, on n'a jamais eu de ses nouvelles.

OBSERVATION XI

(M. Vincent, *Revue d'orthopédie*, 1896.)

Maladie de Little. — Ténotomies multiples.— Redressement.
Double tuteur orthopédique,

Maurice G..., douze ans. Entré le 8 décembre 1895, sorti le 7 avril 1896.

Cet enfant est envoyé d'un service de médecine avec le diagnostic de maladie de Little.

Actuellement, cuisses en adduction très marquée, jambes demi-fléchies sur les cuisses, pieds équins.

Rétraction des tendons d'Achille et des tendons de la patte d'oie.

Marche impossible, si on ne soutient l'enfant sous les deux épaules.

Réflexes tendineux exagérés.

Intelligence très obtuse.

9 décembre 1895. — M. Vincent pratique, des deux côtés, la section sous-cutanée du tendon d'Achille, des tendons des muscles demi-tendineux, demi-membraneux et droit interne.

A droite, il fait en plus la section du tendon du biceps.

Redressement en bonne position, pendant lequel il se produit, à droite, une disjonction épiphysaire du tibia, avec subluxation en arrière du plateau tibial et, à gauche, une disjonction épiphysaire du fémur.

Immobilisation au moyen d'un plâtre prenant les deux membres inférieurs et remontant jusqu'à l'ombilic. Les deux talons sont maintenus écartés par une attelle de bois, destinée à lutter contre la rétraction des muscles adducteurs.

7 avril 1896. — L'enfant part avec un double tuteur à ceinture pelvienne.

La marche est facile, à condition que l'enfant soit encore un peu soutenu.

Résultats éloignés (fournis par les parents en juillet 1890). — L'enfant se porte très bien, il a beaucoup grossi, mais ses jambes redressées et en bonne position sont faibles, et l'enfant ne peut pas marcher. Il n'a pas pu porter son appareil plus de quelques jours.

Nous avons une amélioration, mais le malade n'a pas pu marcher, parce qu'on ne lui a jamais appris à marcher.

OBSERVATION XII (très écourtée).

(M. Vincent, *Revue d'orthopédie*, 1896).

Tabes spasmodique infantile. — Ténotomies multiples. — Redressement. — Gouttière abductrice. — Amélioration consécutive.

Marius B..., sept ans et demi. Rentré en décembre 1894.

Début, il y a quelques années, au dire de l'enfant.

Actuellement, marche très difficile, l'enfant est obligé de s'appuyer à tous les objets qu'il rencontre.

Adduction des deux cuisses. Flexion des cuisses sur le bassin, et des jambes sur les cuisses.

Les deux genoux sont collés l'un à l'autre, les deux jambes sont fortement écartées à leur partie inférieure, interceptant entre elles un espace ovoïde, dont le grand axe a, comme points extrêmes, l'accolement des deux gros orteils.

. Les pieds sont en varus équin, les deux pointes sont tournées en dedans.

Exagération des réflexes. Trépidation épileptoïde, aux membres supérieurs quelques mouvements athéthosiques.

Intelligence assez développée.

19 janvier 1895. — Anesthésie. Section des tendons d'Achille et des tendons de la patte d'oie, des deux côtés.

A droite, de plus, la section du tendon du biceps.

Redressement. Appareil plâtré prenant le bassin et immobilisant les deux membres inférieurs en abduction. Gouttière abductrice.

Résultats éloignés. — M. Vincent a revu l'enfant quelques mois après l'opération. Il marche facilement avec un appareil orthopédique.

OBSERVATION XIII (très abrégée).

M. Vincent, *Revue d'orthopédie*, 1896).

Maladie de Little. — Section des deux tendons d'Achille.— Immobilisation dans une gouttière plâtrée abductrice.

Marie B..., trois ans, entrée en juillet 1896.

Les renseignements fournis établissent nettement que l'enfant est née avant terme.

Actuellement, flexion des cuisses sur le bassin, et des jambes sur les cuisses, adduction des deux cuisses, pieds en varus équin.

Impossibilité de la marche et de la station debout.

Réflexes exagérés.

Opération. — M. Vincent sectionne des deux côtés le tendon d'Achille, puis immobilise les membres inférieurs au moyen d'une gouttière plâtrée, maintenant les membres en abduction. Cette abduction est obtenue au moyen d'une attelle transversale fixée aux deux talons.

OBSERVATION XIV

(M. Lebrun, *Congrès de chirurgie*, 1897.)

Marie R..., quatre ans, enfant unique. Père et mère bien portants, pas de tares héréditaires.

Cette enfant est née à terme, très bien constituée, a eu à trois reprises des convulsions dans le premier mois de son existence, ne pouvait pas même se tenir debout seule à deux ans ; nous fut présentée en juillet 1895.

État actuel. — Les membres inférieurs sont contracturés spasmodiquement, les pieds en extension forcée et en rotation en dedans, on éprouve la plus grande difficulté à écarter légèrement les jambes l'une de l'autre.

Il existe cependant des mouvements volontaires. Lorsque l'enfant est dans le décubitus dorsal, elle peut fléchir et étendre les jambes.

La station debout et la marche sont très difficiles, l'enfant n'appuie que sur la pointe des pieds et les entre-croise en marchant.

Réflexes exagérés dans les membres inférieurs. Les mouvements des membres supérieurs s'exécutent bien, mais par moments quand l'enfant fait des efforts pour se tenir debout et pour marcher, il y a un peu de contracture spasmodique dans les doigts et les mains.

Ces dernières s'inclinent vers le bord cubital.

Pas de troubles de la sensibilité ; pas d'atrophie musculaire ; l'intelligence paraît à peu près normale.

Opération le 17 août 1895. — Pendant la narcose, la contracture disparaît dans les adducteurs, mais les pieds restent dans l'extension forcée, il y a rétraction fibreuse des tendons d'Achille.

Après avoir fait la ténotomie des tendons d'Achille et redressé complètement les pieds, on applique un appareil plâtré, qui maintient les membres en bonne position.

Quinze jours après, cet appareil fut enlevé et on exécuta tous les jours, deux fois par jour, des mouvements passifs de flexion, d'extension, d'adduction et d'abduction, suivis de frictions et de massage des membres inférieurs et de la région lombaire.

Un mois après l'opération, l'enfant exécutait parfaitement elle-même tous les mouvements et pouvait se tenir seule debout en appuyant parfaitement sur la plante des pieds.

On commença les exercices de marche en soutenant convenablement l'enfant, les progrès furent rapides et, fin septembre 1895, l'enfant pouvait marcher seule.

Depuis, l'amélioration a été s'accentuant et il y a plus d'un an que la marche est régulière, sans aide d'aucun appareil.

Observation XV

(M. Lebrun, *Congrès de chirurgie*, 1897.)

J, D..., seize ans. Père mort de tuberculose pulmonaire à l'âge de trente-six ans, mère bien portante, deux frères et une sœur bien portants.

J... est né à terme, n'a jamais eu de convulsions ; à l'âge d'un an, les parents se sont aperçus que les jambes étaient en extension forcée et les pieds en rotation en dedans.

État actuel. — La marche et la station debout sont absolument impossibles.

Dans le décubitus dorsal, les membres inférieurs sont contracturés, les cuisses un peu fléchies sur le bassin et en adduction forcée. Les pieds sont absolument en équinisme exagéré.

L'enfant ne peut exécuter volontairement aucun mouvement des jambes ; quand on veut fléchir forcément les jambes sur les cuisses l'enfant pousse des cris.

Les réflexes sont très exagérés, une légère percussion des tendons rotuliens détermine un tremblement épileptoïde très accentué et durant assez longtemps dans les deux membres inférieurs. Il n'y a pas d'atrophie musculaire, pas de trouble de la sensibilité, il existe un peu de rigidité spasmodique dans les membres supérieurs qui s'exagère quand l'enfant fait un effort, soit pour tenter de s'asseoir, soit pour déplacer le corps.

L'intelligence est peu développée, la parole est lente et un peu scandée.

Opération le 17 juillet 1897. — Pendant l'anesthésie sous chloroforme, les contractures ne disparaissent pas. On sent rigides les adducteurs et le droit interne, les tendons de la patte d'oie sont également très tendus, les pieds restent dans un équinisme très forcé. M. Lebrun pratique la ténotomie des tendons d'Achille, des tendons de la patte d'oie et la section, près 'eur insertion au pubis, des moyen et petit adducteurs et du   interne. On laisse ensuite s'éveiller l'enfant, qui peut immédiatement exécuter des mouvements volontaires des jambes. Immobilisation dans un appareil plâtré en fléchissant les pieds à un angle droit et en mettant les membres en abduction et en rotation en dehors, comme le recommande M. Vincent.

Le 27 juillet, donc six jours après, enlèvement de l'appareil plâtré ; les plaies des ténotomies sont parfaitement cicatrisées. L'enfant exécute facilement des mouvements volontaires de flexion et d'extension ; il n'existe aucune tendance à l'adduction : soutenu par les mains, l'enfant peut marcher. On applique cependant un nouvel appareil plâtré, qui reste en place pendant trois semaines.

19 août. — Enlèvement définitif de l'appareil. On note que les mouvements volontaires sont beaucoup moins faciles que le 27 juillet, les articulations sont raides. On prescrit des mouvements passifs et du massage, peu à peu, les articulations reprennent leur souplesse et les mouvements se rétablissent. Fin août, l'enfaut pouvait marcher seul en se soutenant aux meubles.

Depuis, l'amélioration a été en s'accentuant. Les mouvements des membres supérieurs sont devenus réguliers, on n'y constate plus les contractures que l'on y remarquait quand l'enfant voulait se mouvoir avant l'intervention.

Aujourd'hui, 1897, l'enfant marche seul avec un appareil orthopédique.

OBSERVATION XVI

(M. Lebrun, *Congrès de Chirurgie*, 1897).

L. P..., quatre ans, aucune tare héréditaire, est né à terme, a eu des convulsions dans les premiers mois de la vie, en a encore actuellement. Vainement on a essayé de lui apprendre à marcher, il n'a jamais pu se tenir debout. Est entré dans l'hospice Fernand Kegeljan (Namur) en décembre 1895.

Etat de l'enfant au moment de son entrée. — Les pieds sont en équinisme forcé, les pointes tournées en dedans, les jambes un peu fléchies sur les cuisses, les genoux collés l'un contre l'autre, les cuisses rapprochées en adduction forcée. Si l'on veut changer cette position des cuisses, des jambes et des pieds, on éprouve une résistance insurmontable et on provoque une trépidation épileptoïde dans les membres inférieurs. Les membres supérieurs sont aussi atteints, les doigts sont en demi extension, les mains un peu fléchies et inclinées vers le bord cubital.

Si lon veut faire tenir l'enfant debout, la rigidité spasmodique s'accentue dans les membres inférieurs et dans les membres supérieurs, elle se manifeste aussi dans les muscles du cou; l'enfant pleure et demande à être couché. Les muscles de la face sont rigides, la figure sans expression, comme un masque; la parole est lente, scandée, monotone.

Il n'existe pas d'atrophie musculaire, pas de trouble de la sensibilité. Pendant un an et demi, le massage, l'hydrothérapie, le BrK, Ki ont été vainement employés.

Opération le 20 juillet 1897. — Les contractures persistent pendant l'anesthésie par le chloroforme : ténotomie des tendons d'Achille; des tendons de la patte d'oie et section, près du pubis, des insertions des moyen et petit adducteurs et du droit interne. L'enfant est immédiatement placé en bonne position dans un appareil plâtré, qu'on n'enlève que le 31 août, donc quarante-deux jours après.

Il n'existe plus aucune tendance à l'équinisme, mais les articulations sont raides et l'enfant ne peut exécuter aucun mouvement volontaire.

On prescrit des mouvements passifs, du massage, des bains tièdes et petit à petit, les mouvements volontaires de flexion et d'extension deviennent possibles, dans la position assise ou couchée.

Le 20 septembre, commencent les exercices de marche, l'enfant étant placé dans un chariot flamand.

La motricité dans les membres supérieurs s'est aussi beaucoup améliorée pendant ce temps.

Aujourd'hui, l'enfant passe une partie de sa journée dans son chariot flamand, sans se plaindre de fatigue, et y marche avec assez de facilité.

Observation XVII (très abrégée).
(MM. Redard et Bezançon, Congrès de chirurgie, 1898).

D. T..., enfant né à terme (après deux autres frères bien portants) ; accouchement très difficile, mort apparente pendant plusieurs heures, convulsions. Contracture en flexion de deux membres inférieurs ; un peu de maladresse des mains.

A l'âge de cinq ans, nous pratiquons sur lui la double section des tendons d'Achilles (sans chloroforme) ; redressement des membres, grand appareil plâtré ; plus tard, massage prolongé plus d'un an, mouvements passifs et actifs, éducation des muscles. Appareil à tuteurs métalliques pendant plusieurs mois.

Résultats excellents : l'enfant qui ne pouvait marcher, monte ses étages sans peine, va et vient parfaitement ; l'intelligence est presque normale.

Observation XVIII (très abrégée).
(MM. Redard et Bezançon, Congrès de chirurgie, 1898).

R. L..., deux ans en 1894. Née à six mois. Rigidité apparue très tôt, limitée aux membres inférieurs. Equinisme extrême, les essais de marche ne se font que sur la face dorsale des orteils, qui frottent sur le sol. Massages prolongés au dispensaire, mouvements passifs répétés à domicile par la mère ; port d'appareil à tuteurs métalliques. Deux ans après, l'enfant va si bien qu'elle a pu faire quelques kilomètres à pied.

1898, quoique le traitement ait été moins suivi à cause des occupations de la mère, l'enfant marche bien, va à l'école. La ténotomie ayant été refusée par les parents, un des talons ne pose pas tout à fait à terre, mais l'amélioration générale est manifeste.

Observation XIX (très abrégée.)

(MM. Redard et Bezançon, Congrès de chirurgie, 1898.)

C... H., neuf ans, habite la banlieue. Née à six mois, extrémement chétive ; a commencé à deux ans et demi à marcher sur la pointe des pieds ; équinisme prononcé ; jambes et cuisses fléchies et rigides ; intelligence en retard, bégaiement. Elle n'a subi jusqu'ici aucun traitement et ni la raideur, ni l'équinisme n'ont de tendance à diminuer ; les pieds sont froids et violets. En novembre 1896, section des deux tendons d'Achille ; double botte plâtrée que l'enfant garde quatre mois ; aussitôt après, ma sage, éduca · tion musculaire. Six mois après, la marche est possible, le dandinement est moindre ; en février 1898, raideur très peu marquée ; la marche à grands pas est facile sans appareil. L'enfant a pu aller à l'école et suivre ses classes. L'intelligence en retard s'est très améliorée.

Observation XX (très abrégée).

(MM. Redard et Bezançon, Congrès de chirurgie, 1898.)

P. E.. , sept ans et demi, début du traitement (1894). Né avant terme (7 mois); convulsions répétées, strabisme alternant, intelligence légèrement en retard, un peu de chorée aux membres supérieurs. Raideur et flexion marquée aux membres inférieurs. Double section du tendon d'Achille (en 1894) qui supprime définitivement l'équinisme. Massage et mouvements, pratiqués très longtemps, puis plâtre prenant les membres inférieurs.

Juin 1898. — Nous avons revu l'enfant ; ses pieds sont bien, sauf un peu de valgus corrigé par les chaussures. Il y a encore un peu de contracture des adducteurs ; malgré cela, l'enfant va à l'école et peut faire à pied 2 kilomètres.

Observation XXI

(M. Vincent. Publiée sous le nom de maladie familiale à symptômes cérébello médullaires, par MM. Bonne et Pauly, *Revue de médecine*, 1897).

B. R..., huit ans, il a neuf frères et sœurs, par conséquent ils sont dix enfants. Le premier est atteint de la maladie familiale à symptômes cérébello-médulaires d'après le diagnostic de M. Lépine, le second mort de la rougeole à quatre mois, le troisième est atteint de la même maladie que le premier, le quatrième est une fille âgée actuellement de vingt ans, bien portante, le sixième, une fille âgée de dix-huit ans, bien portante, le septième, un garçon mort de la rougeole à trois ans ; le huitième et le neuxième, deux filles âgées de quatorze et onze ans, bien portantes, enfin un garçon qui a maintenant huit ans, c'est celui dont l'observation nous intéresse tout particulièrement.

Les parents, dont l'attention était éveillée par la maladie des deux frères plus âgés et qui cherchaient chez le cadet les symptômes présentés par ces derniers, s'aperçurent d'abord du nystagmus, l'enfant avait huit ans (1895). Un an plus tard, sa démarche devient paresseuse, il cherchait les points d'appui, les bras tendus en avant et ses mains devenaient très légèrement maladroites. Cependant, il y a sept à huit mois, il allait encore se promener tout seul ou même courir quelquefois avec les enfants de son âge. Il n'a jamais présenté de titubation et marchait toujours directement vers le but qu'il voulait atteindre, il tombe cependant assez souvent. La station debout, même prolongée, ne causait ni oscillations, ni piétinement sur place.

C'est pendant ces huit derniers mois que la marche devint de plus en plus pénible, les positions vicieuses des membres inférieurs s'accentuant, causant des chutes plus fréquentes. Mais pas plus qu'avant on n'observe de titubation, ni aucune influence de l'obscurité sur la précision des divers mouvements. Le tremblement volontaire des membres supérieurs date de la même époque que l'impossibilité de la marche ; il n'a jamais été assez prononcé pour empêcher l'enfant de prendre seul sa nourriture. Pas de troubles sphinctériens, aucun trouble mental.

Etat actuel. — La face est bien conformée, le crâne asymétrique : sa moitié gauche est plus développée, surtout dans la région occipitale.

Très léger strabisme de l'œil gauche, nystagmus horizontal, non constant, il se produit soit pendant la fixation du regard sur un objet placé en face du malade, soit dans les positions extrêmes du globe de l'œil.

Les membres supérieurs ne présentent rien de particulier au repos, ni dans les mouvements de petite étendue. Mais pendant les mouvements de grande amplitude et demandant un peu d'attention, on observe un tremblement oscillatoire, légèrement irrégulier. Tous les mouvements s'exécutent facilement, pas de contractures. Membres inférieurs, au repos, les cuisses sont fléchies sur le bassin et les jambes sur les cuisses ; la pointe de chaque pied est tournée en dedans.

Lorsque le malade est assis sur le bord de son lit, les deux pieds sont en varus équin.

Les genoux opposent une grande résistance à l'extension complète, il en est de même pour l'abduction des cuisses.

L'enfant ne peut marcher qu'en étant soutenu sous chaque aisselle : le tronc est alors incliné en avant, les genoux restent fléchis, les pieds ne touchent le sol que par les extrémités antérieures des métatarsiens et des orteils. Le contact n'exagère pas le spasme, sauf que la contraction des fléchisseurs et extenseurs de la cuisse est un peu plus brusque que normalement.

Les genoux se touchent, les tibia sont tournés en dedans, les talons sont en dehors, et à chaque pas le dos du pied qui vient de quitter le sol effleure la face plantaire puis la face dorsale de celui qui appuie. En somme, la démarche et l'attitude du malade debout sont celles de la maladie de Little.

On ne peut obtenir par flexion brusque des deux pieds qu'un clonus de courte durée, plus intense à gauche, lorsque les genoux sont fléchis, s'arrêtant facilement par flexion brusque des gros orteils. Pas de pelonus des genoux.

Les réflexes patellaires sont très exagérés et également des deux côtés.

Pas d'atrophie musculaire, pas de trouble de la sensibilité.

Ce garçon entra dans le service de M. Vincent le 1er décembre 1896, en sortit le 14 du même mois pour passer de la Charité à l'Hôtel-Dieu, dans le service de M. le professeur Lépine, Il y avait déjà à la Clinique médicale deux de ses frères plus âgés, et, comme lui, atteints d'une maladie familiale à symptômes cérébello-médullaires, d'après la note publiée sous ce titre dans la *Revue de Médecine*, par MM. Bonne et Pauly au commencement de l'année 1897.

Le traitement médical n'ayant procuré aucun résultat, l'enfant revint à la Charité dans le service de M. Vincent en juillet 1897. La photographie prise le 17 juillet montre, comme le dit la note des élèves de M. Lépine :

« L'attitude du malade debout et sa démarche sont celles de la maladie de Little. »

M. Vincent a soumis ce jeune malade au traitement chirurgical dont il avait fait publier l'exposé par M. La Bonnardière. Le chirurgien de la Charité a ajouté systématiquement aux moyens orthopédiques qu'il a déjà fait connaître, l'emploi du tricycle, non seulement comme mode utile et agréable de locomotion, mais comme méthode de massage régulier du système musculaire et comme agent d'éducation et de coordination du système nerveux cérébro-spinal.

Le sujet qui avait été condamné jusque-là à une immobilité complète au lit, vécu en impotent et en incurable, non seulement commence à marcher avec ses appareils, mais il circule très habilement et très vite déjà sur son tricycle (l'expérience est faite en présence des membres de la Société de médecine).

Tout autorise à espérer que l'amélioration progresse encore dans l'avenir.

Résultats éloignés fournis par une lettre de ses parents en juillet 1899). — L'enfant marche actuellement très bien et sent ses jambes assez fortes. Celles-ci sont en bonne position. L'enfant ne se sert d'aucun appareil pour marcher.

Observation XXII (inédite).

(Due à l'obligeance de M. le professeur agrégé Nové-Josserand.)

Maladie de Little. — Ténotomie des deux tendons d'Achille. Massage. — Redressement. — Part avec un double tuteur lui permettant la marche.

J. M..., onze ans. Entré le 16 septembre 1898, parti le 10 décembre 1898. Parents bien portants, deux frères et deux sœurs morts, un frère et une sœur bien portants. L'enfant n'a commencé à marcher qu'à cinq ans et demi. Les deux pieds étaient déjà en varus équin, et la déformation s'est de plus en plus accentuée. Actuellement les membres inférieurs sont atteints d'une contracture du biceps, maintenant la cuisse en flexion sur la jambe. Contracture des adducteurs, les cuisses sont rapprochées, les genoux se touchent. Légère flexion des cuisses sur le bassin par la contraction des fléchisseurs de la cuisse. Les membres inférieurs en flexion ne peuvent que difficilement être mis en extension. Les pieds sont en varus équin, la flexion du pied est très accentuée et, par le redressement forcé, les tendons d'Achille font saillie comme une corde tendue. Les gros orteils se touchent.

Les deux jambes décrivent un ovoïde à grand axe vertical, la voûte plantaire est peu accentuée, le dos du pied arrondi et saillant. Durillon peu marqué sur le bord externe du pied. Les orteils sont relevés en marteau et l'enfant les manœuvre difficilement. Les jambes sont un peu atrophiées.

Pendant la marche qui ressemble à un sautillement spasmodique et qui est très mal assurée, les genoux se touchent et les pointes des pieds également en passant l'une sur l'autre. Les pieds ne reposent sur le sol que par les têtes des métatarsiens. Les mouvements actifs du pied sont très limités ; les mouvements passifs arrivent presque au redressement complet, mais progressivement et l'on sent que les muscles fléchisseurs contracturés ne cèdent que peu à peu. Le sujet est dans l'impossibilité de se tenir debout; dans la rectitude, il se tient courbé en avant. Les réflexes rotuliens sont très exagérés. Aucun trouble de la sensibilité. Rien du côté des membres supérieurs, rien du côté du tronc. Les facultés intellectuelles sont normales.

On lui a fait la témotomie de deux tendons d'Achille, immobilisation dans un appareil plâtré pendant un mois ,et l'enfant part le 10 décembre 1898, avec un tuteur double lui permettant la marche.

Résultats éloignés (fournis par une lettre de ses parents en juillet 1899). — L'enfant marche très bien, mais de temps en temps il tombe, parce que ses jambes ne sont pas bien fortes.

Observation XXIII (inédite, très abrégée).
(Due à l'obligeance de M. le professeur agrégé Nové-Josserand).

Maladie de Little. — Ténotonie des deux tendons d'Achille. —
Appareil plâtré. — Part avec un tuteur double.

P.-L. B..,, trois ans et demi. Entré le 1er février 1899.

L'enfant est né à sept mois, toujours un peu chétif.

Il souffre continuellement des reins. Il n'a jamais marché. Bon développement intellectuel.

Ses membres inférieurs sont en extension. Ses pieds en équinisme. Cette position est maintenue par un état de raideur très considérable qui fixe surtout les pieds, les immobilisant complètement, et qui permet encore aux genoux, mais avec un peu de difficulté, des mouvements de flexion.

Les réflexes rotuliens sont très exagérés.

7 février 1899. — Ténotomie des deux tendons d'Achille.

Redressement facile et un appareil plâtré pendant un mois. L'enfant part avec un tuteur.

Résultats éloignés (fournis par une lettre de ses parents en juillet 1899). — La marche progresse toujours, mais doucement. Il peut marcher étant soutenu. Il se tient debout devant une chaise, ce qu'il ne faisait pas autrefois.

OBSERVATION XXIV (inédite, très abrégée).

(Due à l'obligeance de M. le professeur agrégé Nové-Josserand).

Maladie de Little. — Section des deux tendons d'Achille.

B. B...., sept ans. Entrée le 7 octobre 1897, partie en janvier 1898. Section des deux tendons d'Achille le 19 octobre 1897, immobilisation dans un appareil plâtré pendant un mois. Résultat nul. Dès les premiers jours, après la sortie du plâtre, l'équinisme s'est reproduit. Le 31 décembre, on pratique pour la seconde fois le redressement complet des pieds. L'enfant part en janvier 1898 avec un tuteur.

Résultats éloignés (fournis par une lettre des ses parents en juin 1899). — Au dire des parents, il y a une amélioration, l'enfant n'appuie plus sur la pointe du pied comme auparavant. Elle marche avec des béquilles, parce que les jambes ne sont pas encore assez fortes pour supporter le poids du corps.

OBSERVATION XXV (inédite, abrégée).

(Due à l'obligeance de M. le professeur agrégé Nové-Josserand).

Maladie de Little. — Ténotomie des deux
tendons d'Achille. — Immobilisation dans un appareil plâtré.

M. S..., deux ans et demi. Entrée le 30 mai 1899. Rien de bien spécial comme antécédents héréditaires. Comme antécédents personnels : coqueluche à six mois, rougeole à un an. Un frère âgé de six mois. La mère n'a jamais eu de fausse couche. Nourrie au sein par sa mère jusqu'à l'âge de douze mois.

Elle n'a jamais marché par suite de l'impossibilité de se tenir sur ses pieds. L'affection date de l'enfance : quand la mère voulut faire marcher l'enfant, elle remarqua que ses pieds étaient dans l'extension. La station verticale est douloureuse.

Les membres inférieurs sont dans l'extension, avec rigidité des articulations tibio-tarsiennes.

Pieds en équinisme considérable.

Par la flexion forcée, on arrive à mettre le pied dans l'angle droit, et il reprend, après cette manœuvre, sa position primitive. Les genoux sont libres, la hanche aussi.

Pas de contractures des membres supérieurs. Léger strabisme interne.

La malade est bien développée physiquement, très en retard au point de vue intellectuel. Grincement des dents, la malade ne peut pas manger seule, elle se salit involontairement.

Abolition des réflexes rotuliens.

3 juin 1899. — Opération. Ténotomie double des tendons d'Achille. Plâtre. La malade est encore dans le service de M. Nové-Josserand et reste en immobilisation.

OBSERVATION XXVI (personnelle).

(Recueillie dans le service de M. le professeur Ollier).

Maladie de Little. — Double pied bot varus équin. — Astragalectomie des deux côtés. — Ténotomie des tendons d'Achille et des aponévroses plantaires. — Immobilisation.

M.-L. M..., quinze ans et demi. Entrée le 8 avril 1899.

Père mort d'un refroidissement, deux sœurs mortes, l'une à deux ans, l'autre à deux mois. Une sœur vivante et bien portante.

Il ne semble pas y avoir eu naissance prématurée.

Etant enfant, la malade a eu mal aux yeux. Réglée à quinze ans et trois mois, régulièrement, n'a jamais eu de pertes blanches· Elle a toujours joui d'une bonne santé, n'a jamais fait de maladies infectieuses.

Depuis sa naissance, sans aucun accident, la malade a toujours eu les jambes déformées, les genoux tournés en dedans, arrivant presque au contact; elle ne se souvient pas d'avoir jamais pu poser le pied à terre d'une façon normale et d'avoir pu marcher autrement que sur la pointe des pieds; les pieds, toutefois, étaient en position à peu près normale et parallèles l'un à l'autre.

Le développement des jambes est un peu en retard sur celui du corps.

Depuis quelques années, la malade ne peut préciser davantage, les pieds se sont déformés peu à peu et tournés en dedans.

Actuellement, la malade rentre dans le service pour une déformation des pieds jointe à celle des jambes. Les genoux sont rapprochés l'un de l'autre et se touchent, les cuisses sont en adduction, flexion des jambes sur les cuisses, impossible de redresser sa jambe. Au niveau du jarret, on a un angle obtus de 110 degrés environ, les jambes, au contraire, sont fortement écartées, surtout à leurs extrémités inférieures. Les pieds, tournés en dedans, se regardent par la pointe; les articulations tibio-tarsiennes sont complètement déformées, le calcanéum est très élevé. La station debout et la marche sont impossibles sans aide de béquilles, grâce auxquelles la malade peut faire quelques pas en se traînant péniblement. Elle marche sur le bord externe et la face dorsale du pied.

La flexion de la cuisse sur le bassin est normale, celle des jambes sur les cuisses est également normale.

La malade ne peut spontanément écarter les cuisses l'une de l'autre, mais l'abduction forcée est possible et non douloureuse. Elle a des contractures notables des adducteurs.

Aux pieds, le calcanéum est relevé en arrière, il y a une véritable rétraction du tendon d'Achille.

L'astragale est déjeté en avant et en dehors ; il fait au-dessus de la malléole externe une saillie volumineuse, et il est presque luxé.

Trépidation épileptoïde très marquée, surtout au membre inférieur gauche.

Réflexes patellaires exagérés des deux côtés, mais plus marqués à gauche.

Pas de trouble de la sensibilité.

La malade a l'air un peu idiote, elle rit toujours.

5 mai 1899. — Astragalectomie droite. Section de l'aponévrose plantaire et du tendon d'Achille. Opération orthopédique.

Une incision en T au niveau de l'astragale qui fait saillie sur le bord antéro-externe, on arrive sur l'os qui est facilement enlevé, étant placé entre les os du métatarse et la mortaise péronéo-tibiale à la façon d'un col.

Section sous-cutanée de l'aponévrose plantaire et à ciel ouvert du tendon d'Achille. Après ces différentes manœuvres, le pied est ramené assez bien dans sa position normale ; M. Ollier enlève par l'ostéotomie au ciseau la partie articulaire du calcanéum qui gêne encore et le pied peut être ramené à présent en bonne position après un petit grattage encore de la malléole péronière

Pansement et plâtre au moyen duquel on redresse aussi le genou, le plâtre surtout renforcé en dedans, et la malade est laissée le pied en bonne position, plutôt un peu exagéré en valgus et le genou droit.

Sous l'incision, on trouve une bourse séreuse fonctionnelle que l'on enlève après l'avoir disséquée : elle atteint le volume d'une cerise.

18 mai 1899. — Premier pansement, pied en bonne position, le genou aussi, c'est-à-dire droit.

27 mai 1899. — Astragalectomie gauche. Ténotomie du tendon d'Achille et section de l'aponévrose plantaire.

Incision en T. Au-dessous de la malléole externe, on découvre l'astragale qui est parfaitement enlevé. Cet os déjeté en dehors s'implantait entre le métatarse et la mortaise à la façon d'un coin.

Section sous-cutanée de l'aponévrose plantaire, section du tendon d'Achille. Ostéotomie au ciseau d'un cal du calcanéum, alors le redressement est beaucoup moins gêné.

L'astragale est beaucoup plus atteint du côté droit que du côté gauche, ce dernier avait ses surfaces lisses. Résection d'une petite portion de la malléole externe.

Section au couteau ostéotome d'un cal situé à la partie postérieure du plateau calcanéen de 5 millimètres d'épaisseur et une petite partie aussi à la partie antérieure du calcanéum.

Pansement : on met un petit drain, une mèche de gaz iodoformée et quelques points de suture.

Plâtre qui redresse le membre inférieur, chargé aussi en dedans, le plâtre va jusqu'à la partie moyenne de la cuisse.

Aujourd'hui, le 7 juillet, la malade garde encore ses appareils plâtrés.

CHAPITRE V

Nous allons nous occuper dans ce chapitre d'une observation très intéressante, qui nous a été communiquée par M. le professeur Ollier. Cette observation est celle d'une malade qui est encore dans son service.

C'est une jeune fille de quinze ans, qui est atteinte d'une affection singulière : elle a la plupart de ses articulations ankylosées. Nous avons vainement cherché dans toute la littérature médicale des affections semblables, nous n'en avons point trouvé.

Nous nous bornerons à donner une description de la maladie dont elle est atteinte. Avant d'entrer dans l'étude de cette maladie, disons que ce n'est pas une maladie de Little, loin de là ; toutes les ressemblances que présente cette affection avec la maladie de Little consistent dans les contractures des fléchisseurs de la jambe et surtout du biceps. Mais à part cela tous les autres symptômes font distinguer nettement cette affection de la maladie de Little, ainsi par exemple cette malade nous présente des paralysies et des atrophies musculaires, des ankyloses presque généralisées, des lésions osseuses, une raideur du cou et de la colonne vertébrale, tous ces signes font distinguer cette affection de la maladie de Little. Mais cette affection rentre dans la classe des affections bizarres qu'on observe quelquefois dans l'enfance. C'est comme beaucoup d'autres états morbides spasmodiques, localisés ou généralisés, que l'on ne peut pas encore ranger dans un groupe bien déterminé du cadre nosologique.

Quant à l'étiologie, la pathogénie et le diagnostic, nous ne pouvons presque rien dire. Nous décrirons la maladie telle qu'elle est, et nous dirons quelques mots du traitement, n'ayant pas le temps nécessaire à notre disposition pour bien étudier cette maladie, à cause de la fin de l'année scolaire, nous nous bornerons à donner simplement un résumé, plus l'observation presque complète de la maladie.

Nous ignorons à peu près à la suite de quoi et quand est survenue cette affection. Mais il paraît que le cou a commencé à devenir un peu raide après la chute que l'enfant a faite dans un escalier. L'enfant a marché après cette chute et peu à peu les articulations se sont ankylosées ; le cou et le tronc sont devenus raides et tout cela insensiblement. A l'âge de quatre ans l'enfant a été dans un état qui est à peu près celui que la malade a présenté à son entrée à l'Hôtel-Dieu, dans le service de M. le professeur Ollier. Par conséquent, début insensible. S'agit-il d'une lésion cérébrale qui s'est produite au moment de la chute (hématome, par exemple) et qui a causé un trouble dans le développement des différentes parties du corps ? Cela est difficile à admettre, si l'on considère cette localisation au niveau des articulations, c'est-à-dire ces ankyloses plus ou moins irrégulièrement distribuées. Pour résoudre ces questions, il nous faut l'autopsie.

S'agit-il d'un rhumatisme chronique ? On n'en trouve

pas de traces dans les antécédents de la malade, et puis cette hypothèse est encore plus difficilement admissible que la première.

En somme, quelle est la lésion qui a pu produire cette affection, quelle est sa pathogénie, quel est le diagnostic? A ces trois questions nous répondrons que nous sommes absolument ignorant. Tout ce que nous pouvons dire c'est que nous ne connaissons bien que l'état actuel de la malade, c'est-à-dire les symptômes et le traitement.

Cette malade nous présente la plupart de ses articulations ankylosées, et ce sont des ankyloses osseuses.

A l'examen des membres supérieurs sous l'anesthésie, on trouve les deux articulations du coude ankylosées. Les articulations de l'épaule et du poignet possèdent quelques mouvements, mais assez limités, la main en flexion sur l'avant-bras; on dirait que les fléchisseurs de la main sont contracturés. Les articulations des phalanges entre elles sont douées de mouvements très limités. Outre cela, on constate de la paralysie des muscles extenseurs de la main (muscles de la face postérieure de l'avant-bras).

Enfin, tous les muscles des membres supérieurs sont atrophiés.

Les lésions sont symétriques des deux côtés. Le membre supérieur était dans la position suivante : bras appliqué sur le tronc, l'avant-bras ankylosé en flexion sur le bras et la main en flexion forcée sur l'avant-bras, mais l'articulation du poignet possède des mouvements et n'est pas ankylosée.

On ne trouve des lésions osseuses que sur les phalanges. En examinant bien les os, on trouve que leur développement en longueur est arrêté, ils se sont surtout développés en largeur, ce qui fait que les doigts sont très courts. La radiographie nous montre aussi cet aspect particulier ainsi que les ankyloses des articulations phalangiennes plus ou moins complètes.

L'examen des membres inférieurs montre aussi une atrophie considérable de tous les muscles. Les cuisses sont fléchies et en adduction, les jambes fléchies sur les cuisses et en légère abduction; ce qui fait que les genoux sont fortement appuyés l'un contre l'autre. Les pieds sont en rotation du côté externe, de telle façon que leur face interne se trouve en avant. L'articulation coxo-fémorale est ankylosée, la rotule est soudée au fémur, et l'articulation fémoro-tibiale semble aussi ankylosée. Le pied a de légers mouvements d'extension et de flexion, les doigts de pied sont en flexion totale, si bien que la malade appuie sur leur face dorsale. L'anesthésie a démontré que les ankyloses du genou et de la tibio-tarsienne n'étaient pas complètes et on a pu les redresser.

Les articulations du cou et de la colonne vertébrale semblent être aussi ankylosées; en effet, il y a impossibilité des mouvements, et le tronc semble être raide comme d'une seule pièce. Pour les autres détails, on peut regarder l'observation qui est assez complète à ce point de vue.

Quant à la thérapeutique de cette affection, nous serons aussi bref; elle est très bien exposée dans l'observation.

Le traitement médical et les différents séjours au bord de la mer n'ont donné aucun résultat. M. Ollier, après avoir bien examiné cette malade, se décide à l'intervention chirurgicale. Le 26 février 1898, il pratique l'anesthésie et après la section du tendon du biceps il redresse le

genou et l'articulation tibio-tarsienne des deux côtés.
Immobilisation dans un appareil plâtré.

Le 18 octobre 1898, on a une amélioration notable. Les
genoux ont des mouvements étendus d'une dizaine de
degrés. La malade peut se tenir droite sur les jambes, sans
le secours des béquilles. Elle marche en avançant les
pieds l'un après l'autre, au lieu de les projeter tous les
deux ensemble en avant, comme elle le faisait auparavant,
bien entendu pour la marche, elle se sert de ses béquilles.

Pour rendre la mobilité aux membres supérieurs,
M. Ollier a pensé à la résection, mais les muscles étaient
tellement atrophiés et paralysés que l'intervention a été
remise à plus tard. Pendant ce laps de temps, la malade a
été électrisée tous les jours, elle prenait des douches de
vapeur alternativement avec des bains sulfureux. En
même temps, on lui faisait des frictions et du massage.

Une fois que les muscles ont été développés de cette
façon, M. Ollier résèque le coude gauche qui a été immo-
bilisé pendant un certain temps et, après l'enlèvement du
plâtre, on a pratiqué des mouvements passifs et actifs et
de l'électrisation.

Aujourd'hui 7 juillet, la malade plie très bien son avant-
bras au niveau du coude et la main peut être portée jusqu'à la bouche. Par conséquent, nous avons un résultat
parfait au point de vue de l'articulation du coude gauche.

On fait la même opération du côté droit, le 3 mai 1899,
et le résultat paraît meilleur aujourd'hui que celui du côté
opposé. C'est ce que demandait M. Ollier, c'est-à-dire que
le coude droit soit plus mobile que le coude gauche.

La malade porte très facilement la main à la bouche
toute seule.

Les mouvements de flexion, d'extension, de pronation sont très bien exécutés par la malade, des deux côtés.

On continue toujours l'électrisation des membres supérieurs.

Quant aux membres inférieurs, l'intervention a été renvoyée à une date ultérieure. La malade a déjà trop subi d'opérations.

Pour que la malade puisse marcher sans béquilles, il faut donner au moins à une articulation de la hanche de la mobilité.

Avec une hanche enkylosée, les malades peuvent très bien marcher, comme nous le voyons dans les coxalgies enkylosées d'un seul côté.

On peut rendre à la hanche cette mobilité par différentes opérations. On peut faire une résection de la hanche et, en pratiquant constamment des mouvements, on peut éviter la nouvelle ankylose, ou bien créer une pseudarthrose par une ostéotomie sous-trochantérienne.

De cette façon, nous pouvons rendre à cette malade qui était infirme et impotente des mouvements aux articulations les plus importantes et les plus nécessaires à la vie.

Après avoir donné un aperçu général de cette observation, nous allons l'exposer ci-dessous dans tous ses détails.

Fille paysanne, Rosalie L...., âgée de quinze ans. Père et mère bien portants; trois sœurs plus âgées (19, 17 1/2 et 16 ans), bien portantes. Après la malade, trois filles mortes, dont deux de bronchite, la troisième de méningite; enfin, un frère, âgé de six mois.

La jeune fille est venue au monde à terme, les couches ont été bonnes, sans aucun accident, c'est la mère qui a nourri l'enfant en s'aidant de lait de vache, comme pour son frère et ses sœurs. Tous les autres enfants sont bien portants, et aucun n'est estropié en aucune façon, tous sont intelligents.

Pas d'antécédents rhumatismaux.

A la naissance, l'enfant qui nous est amenée ne présentait rien de particulier, et toutes les articulations étaient libres.

Vers trois ou quatre mois, les parents croient avoir remarqué que l'enfant avait le cou raide, mais ils n'y attachèrent aucune importance.

La malade a commencé à marcher à neuf mois. C'est à l'âge de trois ans que la malade fut atteinte du mal qui l'amène à la clinique, et voici comment : en s'amusant, dans ses petits chariots à forme conique, dont on se sert pour apprendre à marcher les enfants, la fillette tomba dans un escalier, roula douze marches et resta sans connaissance; personne ne vit la chute. Revenue à elle, l'enfant ne fut pas longtemps souffrante et, deux ou trois jours après, elle marchait comme si rien ne lui était arrivé. Mais insensiblement, elle arriva au bout de six mois à être dans l'état où nous la trouvons actuellement. Ses parents se décidèrent alors à la soigner. D'après le conseil d'un médecin, elle est restée deux ans de suite au bord de la mer, l'enfant avait alors quatre ans. Les bains de mer n'ayant rien donné, quatre ans plus tard, la malade ayant alors neuf ans, on lui fit faire un séjour à Saint-Lamen-les-bains. Tels sont les traitements qu'on lui a faits, sans éprouver aucune amélioration, et la malade s'est toujours maintenue au même état.

Actuellement, la malade ne présente aucun trouble du côté de l'intelligence, ni des sens. Le toucher est normal sur tout le corps; il en est de même pour la thermo-sensibilité.

L'examen des membres inférieurs montre tout d'abord une atrophie considérable de tous les muscles, ensuite les cuisses sont fléchies et en adduction, les jambes fléchies sur les cuisses et en légère adduction, ce qui fait que les genoux sont fortement appuyés l'un contre l'autre. Les pieds sont en rotation du côté externe, de telle façon, que leur face interne se trouve en avant. L'articulation coxo-fémorale semble ankylosée, la rotule est soudée au fémur, et l'articulation fémoro-tibiale semble aussi ankylosée. Le pied a des mouvements de flexion et d'extension sous un angle de 20 degrés.

Les doigts de pied sont en flexion totale, si bien que la malade appuie sur leur face dorsale.

Les membres supérieurs sont plus libres que les inférieurs. L'articulation scapulo-humérale possède des mouvements d'arrière en avant dans un angle de 60 degrés pour la droite et de 40 degrés pour la gauche.

Le coude est rigide dans les deux bras. Les mouvements de pronation et de supination existent, quoique très limités. La main et le carpe sont en flexion sur l'avant-bras, et les mouvements d'extension totale sont impossibles.

Les doigts n'ont aussi que des mouvements limités, et leur position ordinaire est la flexion, les phalanges sont courtes, et leur croissance semble s'être faite dans le sens latéral. La colonne vertébrale est rigide du sommet à la base, le mouvement de flexion de la tête est très limité. Les mouvements de latéralité de la tête sont limités aussi. Le tronc est bien celui d'une fillette de quinze ans, les seins sont normalement développés, et la malade a ses règles depuis quatre mois.

Sous l'anesthésie, on constate qu'il y a ankylose vraie des hanches et des coudes, mais que les épaules sont capables de mouvements assez étendus; les genoux sont surtout immobilisés par la contracture des muscles de la face postérieure de la cuisse et particulièrement du biceps crural.

26 février. — On pratique à ciel ouvert au bistouri la section du tendon du biceps, au niveau du bord supéro-externe du losange poplité. On obtient alors un redressement considérable des membres inférieurs par extension des genoux et des tibio-tarsiennes, qui présentaient également de la raideur, mais sans ankylose vraie.

18 avril 1898. — Anesthésie.

Redressement et appareil plâtré. On redresse complètement les tibio-tarsiennes et à peu près complètement les genoux.

Angle du genou droit = 160 degrés.

—   — = 155 —

Octobre 1898. — Actuellement, amélioration notable. Les genoux ont des mouvements étendus d'une douzaine de degrés. Très légers mouvements des articulations coxo-fémorales. La malade peut se tenir sur les jambes, sans le secours de béquilles. Elle marche en avançant les pieds l'un après l'autre, au lieu de projeter ses deux pieds en avant, en s'appuyant sur ses béquilles, comme elle le faisait auparavant.

La malade prend des douches de vapeurs alternativement avec des bains sulfureux.

9 novembre. — KI, frictions, on continue les douches, les bains et le massage.

Du coté gauche.				Longueur des pièces.		
Radius .	.	145 millimètres.		Radius.	.	4 millimètres.
Cubitus.	.	163	—	Cubitus	. 23	—
Humérus	.	280	—	Humérus	. 28	—

Résection du coude gauche.

L'incision externe nous fait tomber sur le bord externe de l'olécrâne et montre après dénudation la soudure intime de l'olécrâne avec l'humérus ; un coup de ciseaux est donné entre l'olécrâne et l'humérus pour rompre l'ankylose, une flexion forcée complète et permet les mouvements des deux fragments, ces derniers étaient réunis par une soudure osseuse complète.

Section à la scie du cubitus et de la cupule radiale. Section de l'extrémité inférieure de l'humérus. Résection permettant des mouvements étendus. On enlève tout le périoste de la face antérieure et de la face postérieure, tout le périoste au-dessus de l'olécrâne correspondant à la partie inférieure de l'humérus.

Le périoste olécranien est respecté.

En outre, ablation de petites portions de tissu synovial d'apparition gélatineuse peu abondantes, siègent surtout au voisinage du radius.

Drainage et pansement.

Articulation huméro-cubitale présente une ankylose osseuse presque complète, sur la face antérieure la continuité paraît complète sans autre ligne articulaire que celle produite par l'ostéoclasie. Sur la face postérieure on reconnaît très bien la forme de l'olécrâne et la fossette olécranienne, mais la soudure entre l'olécrâne et l'humérus est manifestement osseuse et continue. Deux colonnes latérales représentent l'épicondyle et le condyle déformés qui s'articulent avec la cupule radiale dont l'articulation est restée normale et libre. Le trait d'ostéoclasie a passé entre cette colonne et le bec olécranien. La colonne trochléenne se continue avec la face interne du cubitus par une soudure osseuse complète.

L'ostéoclasie de l'ankylose a créé une pseudo-cavité olécranienne dans laquelle s'insinue l'extrémité inférieure de l'humérus sans qu'il y ait aucun débri de cavité articulaire huméro-cubitale, mais bien du tissu spongieux et médullaire gras.

L'humérus est petit, substance peu épaissie, substance médullaire riche en graisse (la multiplicité des fragments de l'humérus provient des coupes faites après).

Bras droit, ankylose absolue du coude. Longueur du membre droit : R. = 142 millimères. C. = 165 millimètres. H. = 284 millimètres.

3 mai 1899. — Résection du droit. Longueur des os enlevés : R. = 11 millimètres. C. = 36 millimètres. H. = 26 millimètres.

L'incision en baïonnette après dénudation sous-périostiée des os montre la soudure complète entre l'olécrâne et l'humérus. Rupture de cette adhérence au ciseau, car la soudure osseuse est complète. Section à la scie du cubitus, de la cupule radiale et de l'extrémité inférieure de l'humérus. Ablation de tout le périoste et de celui de l'humérus en respectant un lambeau olécranien. A l'opposé de l'autre articulation déjà opérée, rien de particulier pour la synoviale. Drainage et pansement.

Description de la pièce. — L'ensemble de la pièce affecte une forme trapézoïdale. L'articulation huméro-cubitale présente une ankylose osseuse complète ; la continuité semble complète à la face antérieure ; sur la partie postérieure reste un vestige bien marqué de la gouttière du nerf cubital, la fossette olécranienne est indemne et l'olécrâne quoique continue avec la trochlée et le condyle est très déformé en bas et en avant mais conservant néanmoins une articulation presque normale avec le radius, la tête articulaire est libre.

Le trait d'ostéoclasie a passé entre l'olécrâne et le condyle, puis a brisé la colonne trochléenne.

Cette colonne se continue avec la face interne du cubitus. Humérus petit, substance compacte peu épaisse.

28 mai 1899. — Bras gauche électrisé, développement assez notable des muscles. Extension spontanée, 135 degrés. Flexion spontanée, 70 degrés. Supination et pronation très satisfaisantes dans un angle environ de 40 à 50 degrés.

Bras droit, plaie opératoire presque fermée; pas de suppuration mouvements faciles sans qu'elle sente de gêne.

On sent quelques craquements dans les flexions.

CONCLUSIONS

I. La maladie de Little est la variété la plus simple de
tous les états spasmodiques de l'enfance, désignés sous le
nom de « Diplégies cérébrales infantiles ». Tous les auteurs ne sont pas d'accord sur ce point : les uns font de la
maladie de Little une entité morbide bien définie ; les autres en font un syndrome qui se rencontre dans plusieurs
maladies ; enfin un troisième groupe en agrandit ses limi-
tes, et désigne sous ce nom plusieurs états spasmodiques,
depuis les plus graves jusqu'aux plus légers, c'est-à-dire
depuis la paraplégie spasmodique acquise ou congénitale
jusqu'à la maladie de Little, telle qu'elle est décrite par
Brissaud.

II. D'après nos vingt-six observations de maladie de
Little, on voit qu'on a eu de bons résultats du traitement
chirurgical et orthopédique dans les cas légers ou d'intensité moyenne, tandis que dans, les cas graves, les résultats

ont été presques nuls. C'est le type Little-Brissaud qui
intéresse le plus le chirurgien : ce dernier n'est capable
de rendre des services que dans cette forme. Voilà pourquoi nous avons choisi ce type de maladie de Little, qui
n'est que celui décrit par Brissaud dont on a agrandi seulement l'étiologie.

III. La maladie de Little (type Little-Brissaud) est une
rigidité spasmodique congénitale des membres, plus prononcée aux membres inférieurs, qui souvent sont les
seuls atteints. Cette affection appartient en propre aux
enfants nés avant terme ou dans un accouchement laborieux. Les parents ne s'en aperçoivent que vers la fin de
la première année, c'est-à-dire quand l'enfant commence
à faire des mouvements coordonnés au lit, ou essaye de
marcher, c'est alors qu'ils voient que ses jambes sont
raides et plus ou moins déformées. La maladie de Little
est caractérisée par un état spasmodique, et non par la
paralysie des membres inférieurs (les membres supérieurs
étant rarement frappés), ne se compliquant ni de phénomènes convulsifs, ni de troubles intellectuels graves, sus-
ceptibles d'une amélioration progressive de la rigidité spasmodique ; mais les déformations persistent à cause des
rétractions fibro-tendineuses, déjà produites. On a toujours de l'exagération du réflexe rotulien et de la trépidation épileptoïde.

Les principales déformations au point de vue chirurgical sont : la flexion des cuisses sur le bassin, causée par
la contracture des fléchisseurs de la cuisse ; la contracture
des adducteurs de la cuisse et, comme conséquence, les

deux genoux fortement appliqués l'un contre l'autre ; une légère flexion de la jambe sur la cuisse, due à la contracture des demi-tendineux, demi-membraneux; droit interne et biceps ; les pieds en varus équin, avec prédominance de l'équinisme, à cause de la rétraction du tendon d'Achille ; la rétraction de l'aponévrose plantaire et, à sa suite, une voûte plantaire exagérée. La marche et la station debout sont impossibles ; la station assise est caractéristique.

IV. Le traitement chirurgical et orthopédique de la maladie de Little peut se ramener à trois questions principales :

(a) Faut-il intervenir ? A cette question, nous répondons qu'il faut intervenir dans tous les cas du type Little-Brissaud.

(b) A quelle époque de l'affection faut-il intervenir ? Les uns opèrent au moment des contractures ; les autres attendent l'apparition des rétractions fibro-tendineuses.

(c) A quelle intervention chirurgicale et orthopédique faut-il avoir recours ? Les ténotomies du tendon d'Achille, des tendons des fléchisseurs de la jambe, des adducteurs au niveau de leurs insertions au pubis ; et la section de l'aponévrose plantaire sont universellement admises. L'astragalectomie a donné de bons resultats surtout dans les cas de pieds varus équins très prononcés. Une fois que les ténotomies ont été faites, on immobilise les membres inférieurs en bonne position dans un appareil plâtré pendant un mois. Enlèvement de l'appareil plâtré et application d'un double tuteur orthopédique, pour faciliter la marche et empêcher la reproduction des déformations.

Nous attachons une très grande importance à l'éducation méthodique des membres inférieurs ; on peut s'aider pour atteindre ce but des différents chariots.

V. La méthode que nous avons exposée consistant dans les ténotomies, les myotomies et dans les cas plus graves l'astragalectomie, a pour résultat de permettre la marche qui était impossible auparavant, de supprimer, par conséquent, une grave infirmité, en rendant pour ainsi dire, les petits malades à la vie sociale, et d'influencer heureusement l'évolution de l'affection, tant au point de vue de la santé générale qu'à celui du développement intellectuel. Ce traitement chirurgical et orthopédique ne doit donc jamais être négligé. Il doit être combiné avec l'emploi systématique d'un traitement médical ioduré ou bromuré.

VI. En nous basant maintenant sur l'ensemble des résultats éloignés des opérés de maladie de Little, soit qu'il s'agisse de ceux datant de huit ou neuf ans, soit qu'il s'agisse de ceux ayant été opérés il y a deux ou trois ans seulement, nous allons donner la statistique suivante : sur vingt-quatre malades traités chirurgicalement, nous avons dix guérisons complètes, douze améliorations très marquées et, dans deux cas seulement, des résultats presque nuls, parce qu'il s'agissait de formes assez graves avec troubles intellectuels très marqués.

VII. Enfin nous publierons l'observation d'une malade atteinte d'une affection singulière qui n'est pas une mala-

die de Little. Cette affection est caractérisée par des ankyloses multiples, des atrophies musculaires, des lésions
osseuses et de légères contractures ; ces dernières ont
presque disparu à présent. Les résections et les ténotomies ont donné de très bons résultats.

BIBLIOGRAPHIE

ADAMS, Du traitement chirurgical des déformations post-paralytiques, 1886.

A. SCHÜLE, Deutsche Zeitschr. f. Nervenheilk, inspiré par Erb.

BLOCQ, Nouvelle icogographie de la Salpêtrière, 1888.

BRETON, Gaz. des Hôp., 1894, n° 149.

BRISSAUD, Semaine médicale, 1894.

CHARCOT, Leçons sur les maladies du système nerveux, t. II, et Traité de médecine, t. VI.

CHIPAUL, Le Dentu, t. IV.

DÉJERINE, Séance de Société de biologie, 13 février 1897, et Revue des maladies de l'enfance, 1892.

DELCROIX, Annales de la Société belge de chirurgie, 1897.

D'ESPINE et PICOT, Manuel pratique des maladies de l'enfance, 3ᵉ édition.

DROBINK, Deutsche Zeitschr. f. Chirurgie, t. XLVII.

DOUBRE, Bull. méd., 1897.

DUPLAY, Tr. de chir., t. VIII.

EULENBURG, Deutsche mediz. Wochenschrift, 1898.

ERB, Deutsche Zeitschr. f. Nervenheilk.

FOURNIER et GILLES DE LA TOURETTE, Nouv. icon. de la Salpêtrière, 1895, n° 1.

FELIX FRANKE, Archiv f. klinische Chirurgie, 1898.

FORGUE, Sem. méd., 1896.

GILLES DE LA TOURETTE, Sem. méd., 1896.

KETCH, Med. News, 1897.

La Bonnardière, Rev. d'orthop., 1896.

Lannois, Rev. de méd., 1893.

Lagorse, th. Paris, 1897-1898.

Le Gendre et Broca, Traité de thérapeutique médico-chirurgicale, p. 572.

Lebrun, Congrès de chirurgie, 1897, et Revue des maladies de l'enfance, 1897.

Little, Transactions of the Obstetric. Soc. of London, 1862.

Lorenz, Internat. klin. Bundschau, 1891, Compte rendu dans la séance de la Société Impéro-Royale des médecins, Vienne 1897.

Lorrain, th. Paris, 1897-1898.

Lyonnet, Société des sciences médicales, 1892.

Marfan, Presse médicale, 1894.

Marie, Leçons sur les maladies de la moelle, 1892.

Meignen, th. Paris, 1896.

Moncorvo, Séance de l'Acad. de méd., 20 octobre 1898, Rio-de Janeiro.

Newmark, American journ. of Med. sc., 1893.

Nicoladoni, Archiv für klinische Chirurgie, t. XXVII, 1891.

Pauly et Bonne, Rev. de méd., 1897.

Mlle Philipoff, th. Paris, 1896.

Raymond, Progrès médical, 1894. — Semaine médicale, 1897.

Redard, Revue de thérapeutique et de pharmacologie, 1893. — Traité pratique de chirurgie orthopédique.

Redard et Bezançon, Congrès de chirurgie, 1898.

Rosenthal, th. Lyon, 1892.

Rupprecht, Volkmanns Sammlung klinischer Vorträge, 1881.

B. Sachs, Journal of nervous and mental diseases, 1897, New-York.

Sayre, Leçons cliniques sur la chirurgie orthopédique, 1887.

Strümpell, Deutsche Zeitsschr. für Nervenheilk., 1893.

Terrillon, Nouv. icon. de la Salpêtrière, 1888 et 1891.

Vincent, Revue d'orthopédie, 1896. — Bull. méd., 1898. — Lyon méd., 1898.

Wallshan, the Lancet, 1888.

TABLE

Lyon. — Imp. A. Rey, 4, rue Gentil. — 21661.